MW01247909

Tomo las mejores decisiones para mí
y mi bebé en mis circunstancias

Sé parir y mi bebé sabe nacer

Confío plenamente en mí
instinto para dar a luz

Veo el nacimiento de mi bebé como
algo natural, saludable y fácil

Todo lo que necesito está dentro de mí

**Cuanto más se acerca el momento de que
nazca mi bebé, más tranquila me siento**

Con cada ola uterina mi bebé
está más cerca

Con cada respiración creo espacio en mi
cuerpo para que nazca mi bebé

Conforme avanza mi embarazo, disfruto de cada cambio y
aprecio el gran trabajo que está haciendo mi cuerpo

Me relajo y me dejo llevar por el ritmo que
marque mi cuerpo

Confío en que sabré el momento perfecto para ir al hospital
o llamar a la matrona

Con cada ola uterina me siento más y más relajada

Recibo abiertamente las sensaciones del parto

Sé que mi parto empezará en el mejor momento para mí y mi bebé

Espero con calma y positividad el momento de dar a luz

Cuanto más me relajo, mi cuerpo más se abre y expande

Las olas uterinas no son más fuertes que yo porque son parte de mí

Amo a mi cuerpo por crear y dar vida a mi bebé

Parto Positivo LTD. 18 A Crossley Street, N7 8PD, Londres

Parto Positivo® es una marca registrada.

Contacto: partopositivo@partopositivo.org

Primer edición: marzo de 2018
Segunda edición: octubre de 2020
Diseño y maquetación: Sonia Jaén
ISBN: 1980681252

A mis hijas, por enseñarme tanto.
A mi madre, por su apoyo incondicional.

ÍNDICE DE CONTENIDOS

PREFACIO

*Para cambiar el mundo hay
que cambiar la manera de nacer*

Michel Odent

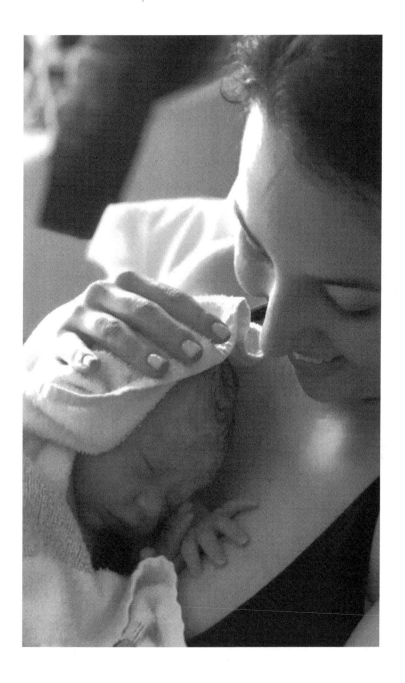

El parto es un evento trascendental que nos marca de por vida, tanto a nosotras como a nuestras criaturas. Por eso, cómo nacemos y cómo damos a luz importa. Tu experiencia, la de tu bebé y la de tu acompañante es importante.

En el año 2018 publiqué la primera edición de este libro con el objetivo de mejorar la experiencia del nacimiento para madres, bebés y acompañantes. Un trabajo pionero que constituyó el primer libro en español sobre hipnoparto y del cual estoy muy orgullosa. Desde entonces, los conceptos de hipnoparto y Parto Positivo® se han extendido, llegando a miles de familias y profesionales.

Esta es una versión revisada y ampliada de ese pequeño gran libro que ha tocado miles de vidas. A pesar de haber ampliado mi formación extensamente, he querido mantener su esencia. La misión de este libro es darte herramientas para realizar cambios profundos y positivos sin entrar en detalles o tecnicismos. He puesto todo mi esfuerzo en proporcionar solo la información necesaria y de la manera más concisa posible. Es un libro práctico y directo porque respeto tu tiempo y creo que estará mejor empleado en poner en práctica lo que resuene contigo que en leer teoría.

También es un libro cercano que escribí en pleno puerperio motivada por una necesidad imperial de compartir con otras mujeres. Muchas habéis sentido esa misma necesidad y partopositivo.org recoge cientos de nacimientos positivos y empoderadores. Juntas somos más fuertes y con cada nacimiento la narrativa del parto va cambiando. Si deseas compartir tu experiencia puedes hacerlo enviándola a partopositivo@partopositivo.org ¡Será un placer leerte!

Quiero agradecer a las miles de madres, familias y profesionales de la maternidad que habéis confiado en mí y que formáis parte de Parto Positivo®. Somos el motor del cambio. Y sobre todo gracias a ti, que estás leyendo estas líneas. Te agradezco tu confianza, tu tiempo y tu compromiso contigo misma y con tu bebé. Cada vez somos más y juntas vamos devolviéndole al nacimiento su lugar: el de un momento sagrado, único, íntimo y muy nuestro.

Si tienes dudas o algún comentario puedes contactar conmigo a través de redes sociales o de partopositivo@partopositivo.org.

Te deseo un embarazo lleno de conexión, crecimiento, superación y calma.

Carmen Moreno

PARTO
POSITIVO

partopositivo.org

facebook.com/partopositivo

@partopositivo

@youtube/partopositivo

1

INTRODUCCIÓN

*"Nacemos solamente con dos miedos
innatos: miedo a caer y a ruidos fuertes.
Todos los otros miedos son aprendidos
y se pueden desaprender"*

El 9 de abril de 2017 fue un día extremadamente cálido en Londres. Mi madre, había llegado cinco días antes desde Barcelona para acompañarme en el nacimiento de mi primera hija. Habíamos pasado todo el día en el parque tomando el sol y después de pasear durante horas fuimos a una pizzería. ¡Un día redondo! Era domingo y al día siguiente comenzaba mi baja de maternidad a 37 semanas y 5 días de embarazo. Justo antes de ir a dormir me di cuenta de que había perdido el tapón mucoso "¡por fin la primera señal de que mi bebé estaba al llegar!", pensé. Estaba eufórica pero sabía que la pérdida del tapón no indica que el parto sea inminente. Así que a pesar de mi euforia, decidí irme a dormir. Nunca imaginé lo qué me esperaba en las siguientes horas.

Al tumbarme en la cama algo hizo "pop" en mi interior. Sentí como si hubiese descorchado una botella de champán en mi vientre. Una vez más, la euforia se apoderó de mí ¡pronto conocería a mi hija! Me levanté y al dar unos pasos el líquido amniótico empezó a deslizarse por mis piernas. Rápidamente sentí las primeras contracciones, u olas uterinas, como prefiero llamarlas. Desde el principio eran muy intensas y seguidas, algo que no concordaba con el proceso que tanto había estudiado en preparación para el parto. Todas somos únicas y diferentes. Nos empeñamos en estandarizar, medir y conceptualizar qué es "lo normal" y la vida nos regala experiencias muy individuales.

Llevábamos meses planeando un parto en casa. Mi madre y mi marido empezaron a prepararlo todo para darle la bienvenida a mi hija desde la intimidad de nuestro hogar. Mientras montaban la piscina en el salón y llamaban a las matronas, yo me sumergía en un mundo paralelo en el lugar más inesperado de la casa: ¡El baño! Más adelante, en mi formación como educadora prenatal en Londres aprendería que es muy habitual elegir el baño de manera instintiva ya que se trata de un lugar que asociamos con la intimidad.

Las olas uterinas iban y venían cargadas de intensidad. Mi atención estaba enfocada en mi interior y todo lo que ocurría a mi alrededor parecía lejano e irrelevante. Mi mente dormía mientras que mi instinto tomaba las riendas. Con cada ola imaginaba a mi hija más cerca y simplemente me dejaba llevar. En mi interior resonaba el mantra: "Con cada ola uterina, estoy más cerca de conocerte". Mi cuerpo tenía el control y mi mente estaba en calma. No deja de sorprenderme la potencia y magnitud de mi instinto y la sabiduría innata de mi cuerpo.

Con cada ola uterina estoy más cerca
de conocer a mi bebé

Me dirigí a la piscina que ya estaba preparada. Al meterme sentí alivio, libertad de movimiento y ligereza. La presión que sentía con cada pujo se volvió mucho más llevadera. Con la magia de la intensidad del parto me sentía por primera vez completamente conectada a mi instinto. Dejándome llevar por mi cuerpo. Tenía la certeza de que todo estaba bien y esperaba con calma la llegada de mi hija. Mi mente miraba hacia dentro sumergida en una realidad paralela. Estaba en el "planeta parto".

La fuerza de mi interior dejaba salir un alarido más animal que humano. Poco a poco sentí como esa fuerza se transformaba en una presión muy intensa. Mi cuerpo estaba sin duda empujando con una potencia que desconocía por completo. Mi matrona, que acababa de llegar, sugirió que empujase más despacio ¡Imposible! Esa fuerza que salía de mí era más grande que yo y mi voluntad. No obedecía a órdenes. Pedirme que la parase era como pedirme que no parpadeara o que mi corazón dejara de latir. Era la fuerza de la vida abriéndose paso y nada ni nadie podía pararla.

Pronto sentí a mi hija descendiendo poco a poco. ¡Qué sensación! Unos minutos después, veía reflejada la cabecita de mi bebé en el espejo que mi madre sujetaba bajo el agua al otro lado de la piscina. Instintivamente la toqué. A continuación sentí la cabeza rotar. Una vez más mi cuerpo empujó con una fuerza que no reconozco como propia y mi hija salió rápidamente en el agua.

La intensidad, fuerza y cansancio se convirtieron en euforia, felicidad, amor, logro, paz, gozo, satisfacción y poderío. Había llegado a la cima de mi montaña y el camino había superado todas mis expectativas. Me sentía invencible. Y allí estaba Ona, la cogí y la puse contra mi pecho, piel con piel. Ona no lloró y enseguida abrió los ojos y miró a su alrededor con toda la naturalidad del mundo, como quien está acostumbrada a nacer. Fue en ese momento en el que cruzamos nuestra primera mirada y me sentí madre por primera vez. Eran las 2 y 10 de la mañana del 10 de abril de 2017.

Fueron 3 horas y media de una intensidad mágica que me trasladó a un mundo paralelo en el que mis instintos más profundos tomaron el control. Mi mente observaba los acontecimientos con plena confianza, conexión y calma. Fue una experiencia que siempre recordaré con poderío, orgullo, superación, gratitud y admiración a mi cuerpo e instinto.

Treinta y siete semanas antes nunca hubiese imaginado dar a luz así. Me aterrorizaba pensar en el parto. Era un embarazo buscado y deseado, en el que inesperadamente, afloraron muchos miedos. La felicidad contrastaba con la preocupación. Sentimientos encontrados a flor de piel. Mi hija Ona me regaló la oportunidad de sanar heridas del pasado y de conocerme mejor, incluso antes de su nacimiento. Fueron 9 meses en los que crecimos juntas y emprendimos el viaje más corto en distancia pero el más transformador de mi vida: el camino a conocernos al otro lado de la piel en un nacimiento positivo y empoderador.

El primer paso fue darme cuenta de cómo mi propio nacimiento me había marcado, tanto a mí como a mi entorno. La importancia de cómo nacemos era evidente. Más adelante confirmaría mi hipótesis devorando toda la literatura científica al respecto y profundizaría aún más en mis formaciones en educación prenatal y psicología perinatal. Por ahora, estaba convencida de que quería darnos a mi hija y a mí el mejor comienzo posible. Porque el parto no es el fin, es un gran comienzo en el que no solo nace un bebé, si no también una madre.

Y ahí estaba yo, en la era de la información leyendo y cada vez más segura de que el parto es un evento natural que en ocasiones requiere ayuda de la medicina y no un evento médico que en ocasiones sucede de manera natural. Y por más que leía, ahí seguía la maldita vocecita interior: ¿sabré cómo hacerlo? ¿y si…? Era evidente que el estar informada no era suficiente para acallar esos pensamientos no deseados. Yo sabía parir y mi bebé sabía nacer. ¿Por qué algo en mí lo cuestionaba? Por más que me informaba, seguía habiendo creencias muy arraigadas en mí que quería cambiar y estaba a punto de descubrir cómo hacerlo.

Tras varias búsquedas en Google sobre cómo vencer mis miedos, dí con el término hipnoparto o *hypnobirthing*. Mi primera reacción al leer el nombre fue: ¿Hipno qué? Inmediatamente pensé en un péndulo y un escenario con gente obedeciendo a órdenes ridículas. No soy nada mística, así que seguí leyendo otros artículos y no presté demasiada atención a eso del hipnoparto.

Los siguientes días estuvieron llenos de encuentros casuales con el término "hipnoparto" ¡Vaya! No lo había escuchado en la vida y ahora no hacía más que encontrarme con esa palabreja extraña. Esa misma semana fui a una barbacoa a casa de una buena amiga matrona. Salió el tema del *hypnobirthing* y afirmó que funcionaba. Al día siguiente, en el trabajo un par de personas mencionaron que habían hecho cursos de hipnoparto en sus embarazos. Vivo en Londres, donde esta preparación es muy habitual pero aun así no pude ignorar las señales que la vida me estaba dando.

Movida por la curiosidad y mi deseo de vencer mis miedos decidí darle una oportunidad e invertir en prepararme con *hypnobirthing*. Empecé mi preparación incrédula y escéptica pero para mi sorpresa, todo tenía sentido, era lógico y además estaba basado en ciencia. Al terminar el curso solo me quedaba una duda: ¿Cómo era posible que esa preparación tan transformadora no fuese más accesible? Esta pregunta plantó la semilla de mi misión: mejorar el nacimiento a través de una educación prenatal que contemple la parte más emocional.

Tal y como sospechaba, la información que había ido adquiriendo durante mi embarazo era útil pero no suficiente. Necesitaba trabajar a un nivel más profundo y reemplazar esas creencias y pensamientos perjudiciales que había forjado a lo largo de mi vida a nivel subconsciente.

Poco a poco, siendo constante, conseguí no solo vencer mis miedos sino reemplazarlos por confianza y empoderamiento. Dejé ir lo que no me hacía bien y lo reemplacé por creencias alineadas con mis objetivos.

Conforme más se acercaba el día del nacimiento, más tranquila estaba. Los miedos se convirtieron en ganas. Había cambiado mi actitud por completo y ese cambio se vio reflejado en el nacimiento de mi hija. A pesar de mi preparación, hasta qué punto el parto puede ser intenso y maravilloso es algo que no deja de sorprenderme.

La profundidad de mi experiencia despertó en mí pasión por el nacimiento y una gran admiración hacia nuestra naturaleza. Esta pasión me ha llevado a formarme y a ejercer como instructora de hipnoparto en Reino Unido, España y otros países. Actualmente trabajo en diferentes proyectos internacionales para hacer el hipnoparto más accesible en todo el mundo. Mi objetivo es devolverle al nacimiento el lugar que le pertenece y facilitar vivencias positivas y empoderadoras a través de talleres, cursos, mi web (partopositivo.org), mis redes sociales y, por supuesto, este libro.

Antes de continuar, quiero reiterar que no soy sanitaria y que este libro no constituye ni reemplaza el consejo de los profesionales de la salud. Este libro viene a sumar, no a reemplazar. De madre a madre, espero que las técnicas e información que comparto te ayuden a tener una experiencia positiva y a disfrutar al máximo de tu embarazo y parto. Como educadora prenatal y fundadora de Parto Positivo®, voy a compartir contigo lo que he aprendido y desarrollado en los últimos años.

Espero que disfrutes de este libro que está escrito con mucho cariño y ganas de devolverle al parto el lugar que nunca debería haber dejado. De alguna manera, el hipnoparto es algo así como la comida bio, que al fin y al cabo es comida antes de que empezáramos a estropearla con aditivos y a hacerla más "artificial".

Cómo utilizar este libro

Te recomiendo leerlo de principio a fin y empezar a escuchar la meditación guiada de hipnoparto desde hoy. Puedes descargarla gratuitamente en partopositivo.org. Es muy relajante e ideal para escuchar antes de ir a dormir o cuando tengas un rato para relajarte sin interrupciones. Escucharla no solo contribuirá a tu objetivo final de tener un parto positivo y empoderador, sino también a crear momentos de calma y conexión con tu bebé.

A modo de guía, la tabla presenta una indicación de la frecuencia de práctica sugerida de los ejercicios que se exponen en este libro. Todas somos diferentes, el libro incluye muchas técnicas para que encuentres lo que funciona mejor para ti. Pon en práctica lo que encaje contigo, respeta tus ritmos y escúchate porque de eso se trata.

Durante esta lectura, no quiero que pierdas de vista que todo lo que necesitas ya está dentro de ti.

Ejercicio	Frecuencia de práctica sugerida	Dónde encontrarlo
Audio de meditación guiada de hipnoparto	3 veces por semana hasta la semana 36 y después a diario	Descárgalo en partopositivo.org
Respiración abdominal o diafragmática	Practicar hasta dominar la respiración abdominal o diafragmática	Capítulo 8 página 68
Respiración para la fase ascendente o de dilatación	A diario, cuando necesites crear calma	Capítulo 8 página 70
Respiración para la fase descendente o de nacimiento	A diario, en el baño al ir de vientre	Capítulo 8 página 72

Ejercicio	Frecuencia de práctica sugerida	Dónde encontrarlo
Visualizaciones para el parto	Cuando lo necesites	Capítulo 9 Páginas 74-76
Meditación para la eliminación de miedos concretos	Cuando lo necesites	Capítulo 12 Página 92
Afirmaciones	A diario	Capítulo 13 Página 97
Gratitud	A diario	Capítulo 14 Página 100
Meditación para conectar con tu bebé	Cuando lo necesites	Capítulo 17 Página 144
Meditación guiada en pareja	Semanalmente	Capítulo 21 Página 172

En este libro encontrarás los recursos necesarios para trabajar en la eliminación de tus miedos e inseguridades con la finalidad de que tu cuerpo e instinto hagan lo que han sido diseñados para hacer durante el parto. Podríamos definir el objetivo del hipnoparto como el de confiar en nuestro cuerpo y poder dejarnos llevar. Parece fácil pero a veces lo más complicado es dejarse llevar, entregarse y confiar.

Cada día que practiques estarás reemplazando tus miedos por seguridad y confianza. El hipnoparto es un proceso, una preparación que tiene lugar durante el embarazo. El día del parto no tienes que "hacer nada" más que confiar y dejarte llevar. Durante el parto puede haber momentos o situaciones en los que recurras a algunos de los recursos que se exponen en este libro. Crearemos una caja de herramientas imaginaria que siempre te acompañará. Puede ser que la abras y cojas algunas herramientas o puede que no. En cualquier caso, ya te habrás beneficiado de la preparación con hipnoparto trabajando en bloqueos, eliminando miedos que pueden resultar obstructivos durante el nacimiento de tu bebé y creando momentos de calma y conexión.

Este libro, el audio de meditación guiada que lo acompaña (descargable en partopositivo.org), constancia y una mente abierta es todo lo que necesitas para obtener todos los beneficios de la preparación con hipnoparto.

PARTE I

EL HIPNOPARTO Y CÓMO PUEDE AYUDARTE

El hipnoparto fue la ayuda necesaria para parir sin ayuda

Laura Andreo

2

¿CÓMO HEMOS LLEGADO HASTA AQUÍ?

"Somos la única especie mamífera que duda de su capacidad de dar a luz"

Ina May Gaskin

Defiendo firmemente que todas las mujeres somos paridoras por naturaleza. Aun así, considero muy beneficioso prepararse para el parto, algo que puede parecer incoherente: ¿En qué momento desconectamos de nuestra sabiduría interna? ¿Qué ha pasado? Te invito a que dediques unos segundos a pensar en todas las imágenes, sonidos y sensaciones que te vienen a la mente al pensar en cómo es un parto: ¿Qué ves? ¿Qué sientes? ¿Qué escuchas? ¿De dónde vienen esos referentes? Sufrimiento, dolor, urgencia, miedo e incluso una actitud pasiva por parte de la madre son asociaciones comunes entre las madres a las que he acompañado en su camino a la maternidad.

Tus ideas sobre el parto son la culminación de todo lo que has escuchado sobre el embarazo, el nacimiento, los bebés, la maternidad, los hospitales, el dolor y la interacción con figuras de autoridad, por nombrar algunos factores. Crecemos escuchando historias negativas, viendo escenas en películas y televisión de partos dramáticos cargados de sufrimiento. Asumimos que la experiencia de dar a luz es "un mal trago que hay que pasar", un mero trámite. Asociamos el nacimiento a un evento médico más cercano a la patología que a lo natural. Esta visión del parto se refuerza cuando desde el inicio del embarazo nos ponen la etiqueta de "alto" o "bajo" riesgo. Sea como sea, siempre hay riesgo involucrado y a esa etiqueta le seguirá un minucioso seguimiento del embarazo.

A esto se le suman las verdades absolutas e incuestionables, y no precisamente empoderantes, que forman parte de nuestro entorno sociocultural. Quién no ha escuchado alguna vez decir: "Duele más que un parto" o "estamos diseñadas para olvidar el dolor, si no, no volveríamos a hacerlo". Lejos de olvidarse, el parto es un momento trascendental de impronta que deja una huella imborrable en madre y bebé.

En este contexto, lo extraño sería no sentir algo de miedo o inquietud ante un proceso que percibimos como lleno de riesgo y posiblemente, sufrimiento. El miedo es un recurso que nos ha permitido sobrevivir y protegernos ante posibles peligros, independientemente de si estos estaban solo en nuestra mente. Lo bueno es que estos miedos son aprendidos y se pueden desaprender. Tú tienes el poder de gestar, parir y dejar ir las creencias que no te hacen bien. Solo tú puedes hacer esos cambios.

Dar a luz puede ser una experiencia maravillosa y todas nos merecemos vivirla de manera positiva, independientemente del tipo de parto que elijamos. Y sí, digo que elijamos. Cuando hablo de elegir me refiero a tomar decisiones desde la información y no desde el miedo o la pasividad. A veces, esto significa aceptar u optar por intervenciones médicas que son necesarias cuando los bebés no vienen bien, existe alguna condición en madre o bebé, o así se desea. Tomar un papel activo en tu embarazo y parto facilitará tener una experiencia positiva en cualquier escenario y empezar la maternidad de la mejor manera posible.

Nada puede prometer el parto perfecto, ni un parto natural o indoloro. Es bueno saber qué quieres y qué no quieres pero también lo es mantener una mente abierta. Tan importante es trabajar en nuestro miedo al parto como en nuestro miedo a un tipo de parto concreto o a intervenciones que en determinadas circunstancias pueden ser nuestro mejor camino. Nuestra experiencia de parto es única e intransferible y está influenciada por nuestros miedos, expectativas, creencias y los recursos que tenemos para afrontar esa vivencia. El objetivo de este libro es que tengas información y herramientas para que puedas trabajar en tus miedos, creencias y expectativas durante el embarazo y que cuentes con recursos para el parto. El deseo es que esa experiencia sea positiva y empoderadora.

Estar informada y eliminar miedos nos lleva a empoderarnos y a tomar control de nuestro embarazo y parto. Un derecho protegido por la Ley de Autonomía del Paciente en España.

Creo calma y dejo ir
lo que no me hace bien

Tras acompañar a miles de mujeres en su camino a la maternidad, he sido testigo de grandes transformaciones. La gestación es una etapa que asociamos con vulnerabilidad pero realmente está llena de poder para cambiar aquello que no nos hace bien y así lo ha demostrado la ciencia. En el embarazo se producen cambios en nuestro cerebro que nos ayudan a afrontar los retos de la maternidad y a favorecer el vínculo con nuestro bebé. Para que estos cambios sean posibles tenemos mayor plasticidad cerebral (Leuner, Glasper, & Gould, 2010). En otras palabras, más facilidad para cambiar cómo pensamos, cómo nos sentimos y cómo responde nuestro cuerpo. La biología está de nuestra parte si queremos hacer cambios en nuestras creencias. Solo tú puedes hacer esos cambios.

La naturaleza quiere que del parto salgas siendo consciente de tu poder. Por eso, el parto ha sido diseñado a nivel hormonal para ser una experiencia agradable, satisfactoria y empoderadora. Leer este libro es posiblemente el primer paso para conectar con ese poder o para recordarte que está ahí si ya lo tienes presente.

La conexión de cuerpo y mente

Cuerpo y mente van de la mano. No son entidades separadas. Ser conscientes del poder de nuestra mente es algo crítico para conseguir un parto positivo.

El hipnoparto se basa en que el parto es un proceso fisiológico normal y ligado al instinto femenino más profundo. Nuestro cuerpo, como el de cualquier hembra mamífera, sabe cómo parir así como nuestros bebés saben nacer. No podemos olvidar que es un trabajo conjunto.

Yo sé parir y mi bebé sabe nacer

Al igual que sucede con el resto de especies mamíferas, el cuerpo solo parirá fluidamente y sin contratiempos si estamos tranquilas y nos sentimos seguras, sin ningún tipo de amenaza o preocupación. Es puro instinto de supervivencia. **No hemos sido diseñadas para dar a luz en un entorno en el que no nos sentimos seguras**.

El parto va dirigido por un cóctel hormonal muy delicado que puede alterarse ante cualquier estímulo negativo. Para que siga su curso es esencial sentir seguridad, confianza y estar en un ambiente íntimo.

Cuando tenemos miedo o nos sentimos amenazadas, entramos en modo de supervivencia. Aparece el estrés y con él la adrenalina. La adrenalina es un indicador de peligro que nos alerta ante un riesgo, real o imaginario. Por lo tanto, la producción de adrenalina ralentizará o incluso parará el proceso del parto.

La hormona opuesta a la adrenalina y la encargada de que

el parto progrese es la oxitocina. Como cualquier otra mamífera, para producir oxitocina, la hormona responsable de las olas uterinas (contracciones), necesitamos sentirnos seguras y que los niveles de adrenalina en nuestro cuerpo sean muy bajos.

En un entorno salvaje, si una hembra está de parto y detecta a un depredador cerca, segregará adrenalina para poder defenderse y retrasará el parto parando el flujo de oxitocina hasta que vuelva a sentirse segura. De la misma manera, si sientes una amenaza, tu cuerpo responderá activando el modo de supervivencia.

Hoy en día, la amenaza no es un depredador que te observa. Una amenaza puede ser tu propia mente: ¿Será normal cómo me siento? ¿Me estará pasando lo que le pasó a mi amiga? ¿Podré hacerlo? La presencia de alguien en quien no confiamos o un entorno en el que no nos sentimos seguras.

¿Te has preguntado alguna vez por qué muchas mujeres sienten que están de parto y cuando llegan al hospital las olas uterinas se espacian o incluso se detienen? Cualquier estímulo negativo puede ralentizar o parar el proceso del parto. Y, ¿cuántas intervenciones empiezan por un parto que no avanza o que está estancado? A menudo se hace una lectura desde el cuerpo fallido de la madre que no dilató. Sin embargo, podríamos preguntarnos: ¿Cómo era el entorno? ¿Cómo era el acompañamiento? ¿Cómo se sentía la madre? ¿Se dieron las condiciones idóneas de calma, intimidad y seguridad para que el parto fluyese?

Está claro que no podemos obviar la parte más emocional de la preparación al parto. **Parimos con el sentir, no con el pensar. Necesitamos sentirnos seguras, tranquilas y no observadas para poder parir.** Esto es precisamente lo que trabajamos en la preparación al parto con hipnoparto. Cuando termines este libro tendrás recursos para vivir tu embarazo y parto desde la calma, información e instinto, independientemente de dónde des a luz. En el próximo capítulo hablaremos de qué es el hipnoparto y cómo puede ayudarte.

3

¿QUÉ ES EL
HIPNOPARTO?

*"La energía de la mente es la esencia
de la vida"*

Aristóteles

El hipnoparto es una preparación al parto que tiene por **objetivo reemplazar el miedo y la ansiedad alrededor del parto por seguridad y confianza**. Este cambio se consigue a través de información basada en evidencia, recursos de gestión emocional y técnicas de relajación y autohipnosis en las que puedes trabajar tanto en pareja como sola. El hipnoparto es un proceso, no un método. Es un proceso de autoconocimiento y crecimiento personal en el que dejas ir miedos e incertidumbres durante el embarazo y trabajas en tu confianza y conexión con tu cuerpo y bebé.

¿Qué beneficios tiene el hipnoparto?

El uso del hipnoparto está muy extendido en países anglosajones y nórdicos. Numerosos estudios sugieren que el hipnoparto tiene los siguientes beneficios:

- Mejora la experiencia de dar a luz.

- Reduce o anula completamente la necesidad de analgésicos durante y después del parto.

- Acelera el proceso del parto.

• Se asocia con mayor incidencia de parto vaginal espontáneo.

Es decir, **partos más cortos, menos dolorosos y experiencias más positivas. Además, aplicar las técnicas de hipnoparto no conlleva ninguna desventaja ni efecto secundario**.
De hecho, los beneficios se extienden más allá de la maternidad. Las técnicas de hipnoparto te ayudarán a mantener la calma en muchas situaciones de la vida. Incorporar en tu rutina la
relajación posiblemente se traducirá en una mejor calidad de
vida incluso después del parto.

Otros beneficios del hipnoparto que han sido demostrados
en numerosos estudios incluyen mejores puntuaciones en la
prueba de Apgar[1] del recién nacido (Bobart & Brown, 2002), reducción de intervenciones (Martin, 2001), estancias más cortas
en el hospital (Bobart & Brown, 2002) y menos complicaciones
(Martin, 2001).

La diversidad de métodos de hipnoparto junto con la varie-
dad en la calidad de los estudios existentes dificulta la comparación de los resultados. Sin embargo, es lógico pensar que
contar con información, herramientas de gestión emocional y
trabajar en miedos se traducirá en experiencias más positivas y
saludables para madre, acompañante y bebé. Confiar en ti y en
tu bebé y vivir el parto desde la calma alineará cuerpo, mente y
hormonas para ponerlos de parte del proceso. Tu acompañante
también contará con información y herramientas para apoyaros.
Llegado el gran día, formaréis un gran equipo y acompañaréis a
vuestro bebé en cuerpo y alma durante todo el parto.

La práctica de los ejercicios de hipnoparto también tiene un
efecto muy positivo en el embarazo. Recuerda que tu bebé
siente tus emociones (Mulder et al., 2002), por lo que si tú te

---

[1] *La prueba de Apgar es un examen rápido que se realiza 1 minuto y 5 minutos
después del nacimiento del bebé. La puntuación en el minuto 1 determina lo
bien que toleró el bebé el proceso de nacimiento. La puntuación al minuto 5
indica cómo está evolucionando el bebé fuera del vientre materno.*

sientes relajada también lo estará tu bebé. Sabemos que cuando entramos en una relajación muy profunda producimos hormonas relacionadas con el bienestar que pasan a nuestro bebé a través de la placenta. ¡Otro beneficio a añadir a la lista!

¿Por qué tiene un nombre tan raro?

No nos engañemos, el nombre de hipnoparto suena sospechoso. De hecho, **el término hipnoparto hace referencia a la aplicación de técnicas de hipnosis para mejorar la experiencia del embarazo y el nacimiento**. Así que no podemos entender qué es el hipnoparto, sin antes detenernos en qué es la hipnosis. Déjame adelantarte que ni el hipnoparto ni la hipnosis son nada raros.

¿Qué es la hipnosis?

La hipnosis es un estado mental que ocurre de manera natural al menos dos veces al día. Por ejemplo, cuando estamos a punto de dormir y cuando nos despertamos por la mañana. Es un estado en el que no estamos ni dormidas ni despiertas y no tiene nada que ver con los espectáculos de gente obedeciendo órdenes ridículas que todos asociamos con la palabra. Siempre estás en control. Se trata de un estado muy agradable de relajación profunda en el que podemos hacer cambios en nuestro subconsciente.

En la introducción te hablé de que informarnos, aunque necesario, no es suficiente. Para dejar ir creencias que no nos hacen bien y que despiertan una respuesta de miedo debemos trabajar a un nivel más profundo. Es decir, en nuestro subconsciente a través de la hipnosis.

En tu subconsciente quedan archivadas tus experiencias, lo que te han contado, lo que has visto o escuchado durante toda tu vida. Esta información le sirve a tu mente para activar distintas respuestas con el objetivo de que sobrevivas a peligros reales o imaginarios. Como vimos anteriormente, la activación del modo de supervivencia dificulta el parto o incluso lo inhibe.

Mediante la hipnosis entramos en un estado de relajación muy profundo y moldeamos la información y creencias que residen en el subconsciente. De esta manera, conseguimos cambiar nuestra percepción negativa del parto evitando así que nuestro cuerpo responda como si de una amenaza se tratase. En otras palabras, reemplazamos creencias que no nos hacen bien por otras positivas y empoderadoras. Como vimos anteriormente, en mayor o menor medida, todas tenemos creencias que nos limitan dado el contexto sociocultural que nos rodea.

Eliminar creencias sobre el embarazo y el parto que no nos hacen bien permitirá que nuestro instinto natural fluya en el momento del parto y nuestro cuerpo haga lo que está diseñado para hacer. **Además de eliminar miedos, el hipnoparto reemplaza el miedo por seguridad, confianza y positividad. Elementos clave para que el parto siga su curso**. Así pues, el objetivo del hipnoparto es liberarte de patrones de comportamiento y creencias negativas que pueden obstruir el proceso natural del parto.

Confiar en tu instinto, entender cómo funciona tu cuerpo y tomar decisiones basadas en información y no en miedos, presiones o procesos rutinarios son elementos clave para tener una experiencia positiva y empoderadora.

Historia: el hipnoparto no es nada nuevo

El uso de la hipnosis en la preparación al parto no es nada nuevo. En 1858 James Braid documentó el uso de la hipnosis por primera vez en un parto. En los años 50 en la Unión Soviética, la hipnosis se utilizaba rutinariamente en los partos para reducir y en muchos casos, eliminar por completo, el dolor durante el parto. En este caso el objetivo no era el bienestar de las madres, sino ahorrar en calmantes.

En 1940 el ginecólogo francés Fernand Lamaze visitó Moscú y observó el uso de la hipnosis en la preparación al parto. Los resultados le sorprendieron tanto que dieron un giro a su carrera profesional para siempre. Al volver a Francia dedicó su vida a promocionar el Método Lamaze. En sus comienzos Lamaze asociaba su método a la autohipnosis pero al encontrar resistencia y falsas interpretaciones alrededor del término "hipnosis", acabó por eludirlo. En 1940, en Estados Unidos el médico Robert Bradley creó un programa de preparación al parto basado en la hipnosis. Una vez más, el término hipnosis no era muy bien recibido ni entendido. Por eso, acabó por llamarlo relajación profunda.

A partir de los años 60 la hipnosis en el parto empieza a ganar popularidad tras la publicación de diversos estudios que prueban su efectividad. La creación del término *hypnobirthing* se le atribuye a Michelle Leclaire O´Neill autora de *Hypnobirthing: The original method* en 1987. En 1989 Marie Mongan creó el Método Mongan recogido en *Hypnobirthing: A celebration of life*. Desde entonces son muchos los profesionales que han desarrollado diferentes métodos, todos basados en la misma filosofía de eliminar miedos y afrontar el parto con positividad y confianza.

En los años 80 en España se popularizó la preparación al parto con psicoprofilaxis, un método con muchas similitudes al hipnoparto. Este libro es el primer libro de hipnoparto en español. No se basa en ningún método en concreto sino en la filosofía del hipnoparto y mi interpretación desde el método de Parto Positivo®. De hecho, en mi experiencia confluyen varios métodos y mi propio desarrollo de herramientas a través de la experiencia acompañando a cientos de familias.

4

EL ROL DE
NUESTRO CEREBRO
EN EL PARTO

*"Damos a luz con el sentir,
no con el pensar."*

El famoso ginecólogo francés Michel Odent explica en varios de sus libros la fisiología del parto dividiendo nuestro cerebro en dos partes. El **neocórtex** - la parte racional responsable del pensamiento abstracto, el razonamiento, el lenguaje, etc. - y el **cerebro primitivo** - ligado a nuestros instintos, emociones y a la producción de hormonas-.

Las hormonas son el combustible necesario para que el parto siga su curso. Por lo que dar a luz, es algo ligado al cerebro primitivo y no al neocórtex. Es por ello por lo que mucha actividad en el neocórtex, la parte racional del cerebro, puede interferir en el funcionamiento de nuestro cerebro primitivo, el que sabe parir.

El parto es un evento primitivo por naturaleza, relacionado con respuestas instintivas que no requieren razonamiento. **Reducir la actividad en el neocórtex durante el parto es muy importante. Si el neocórtex no presenta demasiada activi-**

dad, nuestro instinto podrá actuar como debe durante el parto (Odent, 2009).

Para entender la importancia de "silenciar" nuestra parte más racional, vamos a profundizar un poco más en cómo funciona el neocórtex.

¿Cómo funciona el neocórtex?

El neocórtex recoge información sobre el pasado, lo que nos han explicado, lo que hemos leído y en general todo lo que sabemos. Con esta información crea escenarios ficticios de lo que podría pasar en el futuro. El producto de este análisis son pensamientos que pueden resultar muy obstructivos en el proceso de dar a luz: ¿saldrá todo bien?, ¿y si no llegamos a tiempo al hospital?, ¿he empaquetado todo?, ¿lo estoy haciendo mal?, etc.

El neocórtex reduce su actividad cuando dormimos o cuando estamos en un estado de relajación profunda como la hipnosis. De ahí a que **las técnicas de hipnoparto permitan silenciar al neocórtex para que el cerebro primitivo pueda hacer lo que debe en el parto**. Haber entrenado a nuestro cerebro a acceder a un estado de calma a través del audio de hipnoparto facilitará que se reduzca la actividad cuando llegue el momento. Quiero puntualizar que esto ya sucede de manera natural. Tu cuerpo reducirá la actividad en el neocórtex y tu parte más instintiva aflorará. Por eso, tantas mujeres describen encontrarse en un estado de conciencia alterado, el llamado "planeta parto". No necesitamos ninguna preparación para ello. Todas somos paridoras por naturaleza. Sin embargo, la gran mayoría de nosotras nos enfrentaremos a estímulos que pueden sacarnos de nuestra "burbuja" y activar la parte más racional. Por eso, es importante contar con recursos para mantener la calma y que nuestra parte instintiva, el cerebro primitivo, tome las riendas.

Aunque la naturaleza lo ha previsto casi todo, lo que no ha previsto es que durante el parto nos enfrentemos a distracciones, conversaciones y entornos desconocidos. Es contradictorio que hayamos racionalizado un proceso instintivo y que por el contexto en el que sucede el parto nos sea prácticamente imposible no encontrarnos con estímulos que activen el neocórtex. Por ejemplo, en el traslado de casa al hospital o cuando respondemos preguntas. Conocer cómo funciona nuestra mente nos da poder para minimizar distracciones y contar con recursos para poder volver a un estado de calma y relajación si algo nos distrae.

Reducir distracciones y estar tranquila favorece a que el parto fluya. Así pues, queremos reducir actividad en el neocórtex y dejar que aflore el cerebro primitivo.

Otra parte muy importante de nuestro cerebro que se encuentra dentro del cerebro primitivo, es el hipotálamo, responsable de segregar la hormona que dirige y facilita el parto y la protagonista del próximo capítulo: la oxitocina.

5

EL ROL DE LAS HORMONAS EN EL PARTO

"Así como el corazón de una mujer sabe bombear sangre, sus pulmones respirar, y sus manos apartarse del fuego, también sabe cómo dar a luz."

Virginia Di Orio

Las hormonas son sustancias que segregan los cerebros de madre y bebé para dirigir el parto y asegurarse de que ocurre de manera segura y fluida para ambos. Las hormonas, preparan a tu cuerpo para dar a luz, inician las olas uterinas, preparan a tu bebé para el parto y la vida al otro lado de la piel, hacen que tus pechos produzcan leche e incluso intervienen en el amor y conexión entre madre y bebé.

Lo que piensas, consciente e inconscientemente, afecta a tu producción de hormonas y puede ralentizar o acelerar el parto. Tu cerebro primitivo es el responsable de segregar hormonas, por eso y como hemos visto en el capítulo anterior, es importante sentirse segura, tranquila y afrontar el parto sin miedo. Veamos qué hormonas produciremos durante el parto y su rol en el proceso:

Oxitocina: la hormona tímida o del amor

Al igual que durante el acto sexual, en el parto la oxitocina es la hormona más importante para que el parto avance. Ha sido denominada **hormona de la vida** ya que participa en todo lo relacionado con la reproducción de nuestra especie: conducta social, sexual y reproductiva (Lee, Macbeth, Pargani, Young, 2009). También es conocida como la **hormona tímida** porque para producirla necesitamos sentirnos seguras, no observadas y en un entorno íntimo (Gaskins, 2003). El médico obstetra Michel Odent la llamó la **hormona del amor** (Odent, 2009) ya que está presente en actos de amor. Por ejemplo, cuando abrazamos a un ser querido o incluso cuando acariciamos a nuestro perro segregamos oxitocina. La oxitocina aparece con muestras de amor y llegaremos a tener los niveles más altos justo después del parto para facilitar el vínculo con nuestro bebé, el alumbramiento de la placenta y el inicio de la lactancia. Esta hormona juega un papel crucial en el sexo, embarazo y lactancia.

La oxitocina produce contracciones en el parto (y en los orgasmos). De ahí a que su nombre venga del griego oxys "rápido" y tokos "parto". Es por ello, que el flujo de oxitocina es imprescindible para que el parto avance y para ello, es necesario tener niveles de adrenalina (la hormona del estrés) muy bajos.

La oxitocina también es responsable del llamado "reflejo de eyección fetal", la última serie de contracciones musculares que ayudan al bebé a descender por el canal del parto y que concluyen con el nacimiento (aunque la adrenalina también tiene su papel en esta última fase como veremos más adelante).

Para producir oxitocina necesitamos sentirnos tranquilas y seguras. Cuando nos sentimos de este manera, nuestro **sistema parasimpático** se activa. El sistema parasimpático es el que está activado la mayoría del tiempo, siempre y cuando no haya ninguna amenaza en tu entorno. Por ejemplo, si estás relajada leyendo este libro tu sistema parasimpático está activado.

La adrenalina: la hormona del estrés

La adrenalina, la hormona del estrés, aparece cuando nos sentimos amenazadas, preocupadas o creemos que estamos en peligro. Es decir, es la hormona del "miedo" y estimula el reflejo de "luchar o huir" dentro de nuestros cuerpos. Con su producción entramos en modo de supervivencia activando nuestro **sistema nervioso simpático**, el sistema opuesto al parasimpático. La adrenalina es el enemigo número uno de la oxitocina (la hormona responsable de las contracciones y dilatación, como vimos anteriormente). No podemos producir oxitocina y adrenalina a la vez.

Evolutivamente, esta respuesta es una maravilla para garantizar la supervivencia de la especie. Si estás agachada junto a un árbol a punto de dar a luz en plena naturaleza y a lo lejos ves a un tigre salvaje, querrás que el parto se pare inmediatamente para poder huir a un lugar seguro. Sin embargo, es poco probable que estemos dando a luz cerca de un tigre o de cualquier otro depredador hoy en día.

No hace falta haberse enfrentado a un tigre salvaje para saber cómo reacciona nuestro cuerpo a una subida de adrenalina. ¿Alguna vez has ido conduciendo tranquilamente y de repente te das cuenta de que hay caravana y que el coche de delante está parado? Tu corazón se acelera, tu respiración se vuelve rápida y corta, hiperventilas y estás en alerta máxima. Tu riego sanguíneo se concentra en tus extremidades, por si tienes que correr o enfrentarte a tu enemigo como en el caso de nuestros antepasados. Rápidamente reaccionas pisando a fondo el pedal del freno. Es un sistema de supervivencia muy útil en muchas situaciones, pero completamente inútil a la hora de dar a luz.

En la primera fase del parto o de dilatación, demasiada adrenalina puede ralentizar e incluso parar el proceso del parto. Cualquier mamífera que está dando a luz parará o ralentizará el parto para proteger a su cría si sus niveles de adrenalina alertan de un peligro. En muchas ocasiones la causa de que un parto no avance es la falta de seguridad y por consiguiente la presencia de adrenalina a causa de preocupaciones, miedos, estrés o un entorno o acompañamiento que no nos hace sentir seguras. Por supuesto que puede haber otros motivos, pero para identificar esos motivos ya contamos con el apoyo de sanitarios y vivir el parto desde la calma y confianza siempre será beneficioso.

Es importante que tu acompañante también esté tranquilo ya que la producción de adrenalina es contagiosa. Si tu acompañante está estresado puede que lo percibas y que afecte a tu nivel de estrés (Odent, 2009). Practicar los ejercicios de este libro juntos os ayudará a mantener la calma. No hay que olvidar que los padres o acompañantes también pueden tener miedos y es importante que trabajen en ellos para afrontar el parto con confianza. Por eso, la última sección de este libro está dedicada a tu acompañante.

Como veremos más adelante, aunque la adrenalina no es bienvenida en la fase de dilatación, tiene un papel importante conforme se acerca el nacimiento.

Las beta-endorfinas: calmantes naturales

Las hormonas también tienen un efecto sobre la manera en que experimentamos el dolor o las sensaciones del parto. Las beta-endorfinas son calmantes naturales que actúan como analgésicos tan potentes como la morfina y que se producen de forma natural en el cuerpo en partos no intervenidos o medicados. Durante el embarazo, parto y lactancia se dan niveles de beta-endorfinas muy altos. Las beta-endorfinas se liberan cuando sentimos la intensidad del parto y actúan como un analgésico muy potente.

Los niveles muy altos de beta-endorfinas, desencadenados por la intensidad del parto, hacen que el nivel de oxitocina se reduzca y la intensidad de las olas uterinas disminuya. De esta forma, el proceso de un parto natural siempre se mantiene a un ritmo que es tolerable para tu cuerpo. Las beta-endorfinas que produces también llegan a tu bebé haciendo que el parto sea más cómodo para ambos.

Las olas uterinas no son más fuertes que yo porque son parte de mí

Las endorfinas se producen en cantidades muy altas durante el parto siempre y cuando la madre no haya sido medicada y se sienta en un ambiente tranquilo y seguro. El uso de analgésicos inhibe la producción de beta-endorfinas ya que la madre no siente las sensaciones y deja de producirlas. El bebé recibe las beta-endorfinas a través de la placenta durante el parto, está presente en el calostro (primer alimento que el bebé recibe muy rico en anticuerpos y proteínas) y el organismo del bebé también las produce.

En resumen, siempre y cuando nos sintamos seguras y tranquilas, nuestro cuerpo producirá **oxitocina, para hacer que el parto progrese eficientemente, y beta-endorfinas, para que este sea más cómodo y llevadero**. Tu cuerpo es una máquina perfecta y el hipnoparto te ayudará a dejar atrás tus miedos y preocupaciones para que pueda funcionar como debe.

Prolactina: la hormona maternal

La prolactina está ligada a la lactancia y a la protección, y está presente durante todo el embarazo. Los niveles de prolactina aumentan durante el parto y alcanzan su punto máximo en el nacimiento. Las beta-endorfinas facilitan la liberación de prolactina durante el parto, que prepara los senos de la madre para la lactancia y también ayuda en las etapas finales de la maduración pulmonar del bebé.

Sorprendentemente, los padres que se involucran a nivel emocional en el embarazo también experimentan cambios hormonales. Entre ellos, una reducción de la testosterona, hormona relacionada con la agresividad, y un incremento de pro-lactina. Así lo demostró un estudio publicado en el *American Journal of Physical Anthropology* en 2012.

En el siguiente gráfico, puedes ver los dos estados del sistema nervioso autónomo: simpático y parasimpático. Cuando estamos tranquilas se activa el parasimpático y produciremos oxitocina y betaendorfinas, haciendo el parto eficiente y cómodo. Si percibimos una amenaza se activa el sistema nervioso simpático creando tensión y segregando adrenalina que ralentizará e incluso inhibirá el parto.

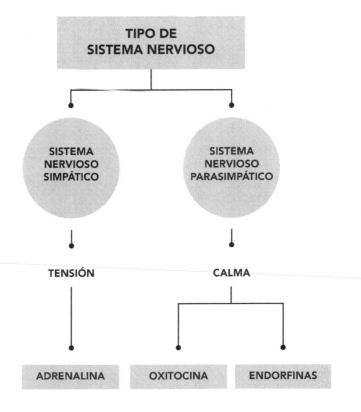

Las hormonas en el cerebro del bebé

Hemos visto el rol de las hormonas que producimos en el proceso del parto. Pero, es importante preguntarse: ¿qué pasa en el cerebro del bebé? Nuestro bebé nacerá con niveles muy altos de oxitocina, preparado para dar y recibir amor. Otra hormona muy importante que segregará el cerebro del bebé cuando desciende por el canal de parto son las catecolaminas. Estas son responsables de que nuestro bebé nazca despierto, consciente y tranquilo para garantizar la supervivencia y facilitar el apego.

Como hemos visto anteriormente, las betaendorfinas que produce la madre pasan al bebé a través de la placenta, haciendo así el parto más cómodo para ambos. Las endorfinas también juegan un papel importante en el inicio del apego entre el recién nacido y su madre.

Como explica Ibone Olza en su libro *Parir*, lo que ha previsto la naturaleza es que el primer encuentro entre madre y bebé sea un encuentro amoroso. Los bebés vienen preparados para amar y las madres para enamorarse. En partos normales, naturales y no intervenidos el cerebro de la madre está bañado de oxitocina y endorfinas, generando una sensación amorosa y de bienestar (Olza, 2010).

Las hormonas en partos intervenidos

El entorno, la falta de libertad de movimiento, las intervenciones, el acompañamiento y cómo nos sentimos afecta a la producción de hormonas. Conocer qué sucede a nivel hormonal en un parto natural nos ayuda siempre. La información es poder. Saber lo que la naturaleza ha previsto nos ayuda a acercarnos, en la medida de lo posible, a lo natural. También nos ayuda a comprendernos mejor.

La alteración de ese cóctel hormonal tan delicado que se produce en un parto no intervenido en el que la madre se siente tranquila y segura tiene consecuencias en nuestra experiencia, en la lactancia e incluso en el vínculo con nuestro bebé. Quizá el enamoramiento con tu bebé no es instantáneo y necesita un tiempo, quizá no te sientes como una diosa (pero lo eres ¡acabas de hacer un milagro sea como sea!) y recuerda que no hay nada más natural que elegir lo mejor para ti y tu bebé.

Le doy a mi bebé el nacimiento que necesita

De entre todas las hormonas que hemos visto la que siempre necesitamos en todos los partos es la oxitocina. Incluso en una cesárea se administra oxitocina sintética. Si optamos por la epidural a menudo las olas uterinas se espacian o incluso cesan. Esto es por la bajada en la producción de oxitocina natural. Por eso, suele ir acompañada del suministro de oxitocina artificial. La oxitocina siempre es necesaria pero la sintética no tiene los efectos secundarios positivos que tiene la natural ¿Qué podemos hacer para fomentar la producción de oxitocina natural?

En el siguiente ejercicio quiero que pienses en qué puedes hacer para mantener tu mente, emociones y hormonas a favor del proceso del parto. Esto ya sucede de manera natural pero es importante contar con recursos si algo te distrae o si optas por alguna intervención.

📍 Ejercicio práctico

Ahora que conoces que la hormona del parto por excelencia, es la oxitocina, dedica unos minutos a pensar cuándo la produces y qué puedes hacer en el parto para facilitar su producción.

Por ejemplo: el masaje, contacto físico, intimidad con tu pareja, mirar fotografías que te transmitan amor o una ecografía del bebé.

Te propongo que anotes algunas ideas a continuación:

6

EL ROL DEL ENTORNO

"La primera intervención en el parto es salir de casa"

Michel Odent

Clara, una madre que hizo uno de mis cursos presenciales hace un par de meses, me contaba que al llegar al hospital su parto empezó a estancarse. Cada tacto vaginal la bloqueaba aún más tras descubrir que apenas había dilatado. Su matrona le sugirió romper aguas o iniciar una aceleración farmacológica. Tras varias preguntas y la confirmación de que madre y bebé estaban bien, Clara y su pareja pidieron tiempo e intimidad. Acto seguido construyeron una especie de cabaña con la sábana y la camilla. Clara se puso los auriculares para escuchar una lista de reproducción que había preparado con sonidos relajantes de olas del mar. Bajo la sábana su pareja la sostenía y le recordaba lo bien que lo estaba haciendo. Poco a poco, las olas uterinas volvieron con mayor intensidad mientras Clara se centraba en su respiración sintiendo el aroma de su saquito de lavanda. El mismo que utilizó cada noche mientras escuchaba el audio de hipnoparto durante el embarazo.

Sabemos que necesitamos que nuestra parte más instintiva, el cerebro primitivo, aflore para producir las hormonas necesarias para que el parto fluya. Para que esto suceda necesitamos sentirnos seguras, tranquilas y no observadas. Por eso, el entorno juega un papel crucial.

Te propongo un ejercicio práctico para reflexionar sobre la importancia del entorno.

📍 Ejercicio práctico

¿Dónde dan a luz otras mamíferas?

Si has tenido gatas, perras o has estado en contacto con cualquier otra mamífera que haya dado a luz te invito a que recuerdes dónde tuvo lugar el parto: ¿Qué lugar escogió la madre? ¿Luz u oscuridad? ¿Escondida o a la vista? ¿Silencio o ruido? ¿Frío o calor? Escribe tus observaciones en la primera columna. Puede que estés pensando en un lugar cálido, oscuro, escondido, sin interrupciones, a solas, con libertad de movimiento, etc. Ahora piensa por un momento en cómo y dónde damos a luz las humanas.

CÓMO DAN A LUZ OTRAS MAMÍFERAS	CÓMO DAMOS A LUZ LAS HUMANAS

Probablemente, las dos columnas difieran mucho. No debemos olvidar que también somos mamíferas y que el parto es un acto instintivo. Un entorno que invite a la calma nos ayudará a mantener el equilibrio de la combinación hormonal necesaria para que el parto progrese.

¿Cómo sé si el entorno favorece?

Las hormonas del parto se asemejan a las que producimos durante el acto sexual. Al fin y al cabo, el parto forma parte de nuestra vida sexual y reproductiva. Si no estás segura de si el entorno favorece, puedes preguntarte si podrías mantener relaciones sexuales. Si la respuesta es "sí", ¡estupendo! Si la respuesta es "no", algo tiene que cambiar. Esta comparación suele generar algo de resistencia ya que nos cuesta ver el parto como una parte integral de nuestra sexualidad. Otra pregunta con mayor aceptación y que puede ayudar es: ¿podría ir de vientre aquí y ahora? Si la respuesta es "no", difícilmente el entorno favorecerá al parto.

Otro aspecto importante es quién te acompaña. Es esencial que te sientas cómoda con las personas que te acompañarán en el parto para crear un entorno íntimo y seguro. Esto es algo a tener muy en cuenta a la hora de elegir dónde y con quién dar a luz. Soy consciente de que esa elección puede estar muy limitada en función de dónde vivimos, de nuestra situación socioeconómica y de las características de nuestro embarazo. A pesar de que un acompañamiento respetuoso es de suma importancia, también lo es contar con recursos propios para transformar cualquier lugar para que favorezca a que el parto fluya. Así como Clara, la madre que mencioné unos párrafos atrás, creó un espacio íntimo y seguro en pleno paritorio y bajo condiciones adversas, quiero que cuentes con recursos para hacer lo mismo estés donde estés.

¿Cómo transformar el entorno?

Somos seres sensoriales por lo que es importante pensar ¿cómo podemos transformar el espacio para que sea más favorable al parto? ¿Cómo podemos hacer que cada sentido se encuentre con algo que nos ayude a relajarnos? Lo haremos a través de **anclajes**. Los anclajes **son elementos que puedes percibir con los sentidos (tocar, escuchar, ver, saborear u oler) y que tienen un valor emocional**. Los anclajes son fáciles de crear, se trata de asociar un sentimiento o emoción con un objeto, olor, sonido, etc. Por ponerte un ejemplo, un anclaje sería aquella canción que evoca recuerdos de tus vacaciones o un olor que te traslada a un lugar o momento de tu vida. Del mismo modo, podemos crear anclajes que nos trasladen a un lugar de calma y relajación. Durante el parto se afinan los sentidos y los anclajes son muy efectivos.

Anclajes visuales

¿Qué puedes ofrecerle a la vista que te ayude a estar tranquila? Lleva algo al hospital contigo que te haga sentir feliz y positiva. Por ejemplo: fotos de tus seres queridos, un cojín al que le tengas cariño o una ecografía que te recuerde que cada vez estás más cerca de conocer a tu bebé. Puedes crear un pequeño "mural de oxitocina" y poner fotos o mantras que despierten emociones positivas y que te conecten con tu fuerza interior.

Mientras que ver algo que te relaje es muy poderoso también lo es no ver nada que te distraiga. Me explico. Seguramente, los artilugios médicos y desconocidos del hospital no sean lo más relajante. Así como tampoco lo son las luces y estímulos a los que te enfrentas en el trayecto de casa al hospital. La oscuridad es tu gran aliada. Si te sientes cómoda puedes incluso utilizar un antifaz para bloquear estímulos visuales externos.

De camino al hospital me puse un antifaz para evitar distracciones y escuché las respiraciones y las afirmaciones positivas. Por un momento pensé que daría a luz en el coche, pero llegamos al hospital. No veía nada y tampoco quería ver ese ambiente frío y hostil. Mi esposo me guió hasta la sala con la matrona, ella me dijo: "Ya estás de parto, de diez centímetros de dilatación". No lo podía creer ¡había dilatado todo en casa! Fue muy intenso, en todo momento sentí que las olas eran parte de mí y las disfruté. Me siento empoderada y muy feliz.

Maria Daniela Porras

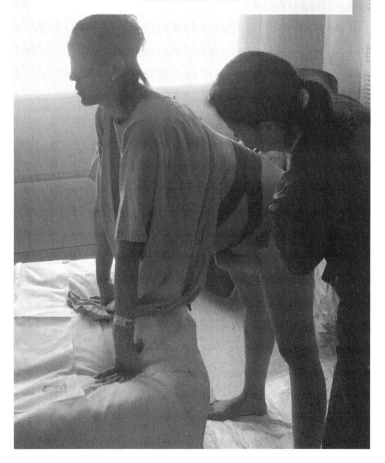

Anclajes auditivos

¿Hay alguna canción que te recuerde a un momento específico de tu vida y que cuando la escuchas te traslada a él? Quizá es una canción que escuchabas en tus vacaciones y que te relaja o quizá te recuerda a alguien y te hace pensar en esa persona. Los anclajes auditivos suelen funcionar muy bien para casi todo el mundo. Aplicado al parto se traduce en tener preparados audios que escuchar. Rescata tu viejo mp3 para evitar distraerte con el móvil y pon música relajante, el audio de hipnoparto y cualquier canción que te haga sentir bien. Ponerte los auriculares y escuchar algo que te haga sentir cómoda puede ser de gran ayuda para aislarte de sonidos externos no deseados o que puedan distraerte.

Anclajes olfativos

El olor del hospital puede que no sea el que te haga sentir más cómoda. Elige un aceite esencial que te guste e impregna un pañuelo. Intenta olerlo cuando escuches el audio de meditación guiada que acompaña a este libro para asociar el aroma que hayas elegido a relajación. Algunos de los más utilizados son los cítricos y la lavanda que además tienen propiedades relajantes.

Anclajes a través del tacto

¿Hay alguna caricia o masaje que te relaje o te guste? Que tu acompañante apoye su mano en tu hombro, te abrace o sujete tu mano puede ser muy reconfortante. Puedes reforzar o crear nuevos anclajes a través del tacto si cuando escuchas el audio de hipnoparto (descargable en partopositivo.org) tu pareja apoya una mano en tu hombro o en tu abdomen. Poco a poco irás asociando ese contacto con relajación y seguridad. En la página 172 encontrarás una meditación para trabajar con tu acompañante y reforzar la asociación del tacto y la relajación. Si eres una persona que necesita contacto físico puede que esta opción sea muy agradable para ti. También es posible que durante el parto prefieras que nadie te toque.

Anclajes a través del gusto

En el caso del gusto no construiremos un anclaje como los anteriores. En este caso comeremos y beberemos cuando lo necesitemos. Es muy difícil estar relajada si tienes hambre y sed. Imagina lo difícil que sería dormir, por ejemplo, sintiendo sed y hambre. Más adelante veremos también la importancia de contar con niveles de energía e hidratación óptimos a nivel físico. Por ahora, piensa en qué te gustaría comer durante el parto y pídele a tu acompañante que te ofrezca agua.

📍 Ejercicio práctico

¿Qué puedes ofrecerle a cada sentido que te invite a la calma?

Junto con tu acompañante dedica unos minutos a pensar en qué puede relajarte durante el parto y qué anclajes quieres crear o reforzar durante el embarazo.

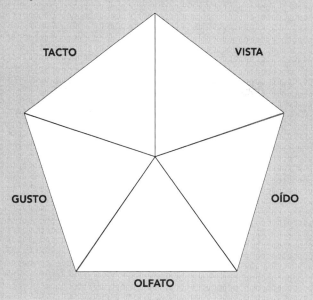

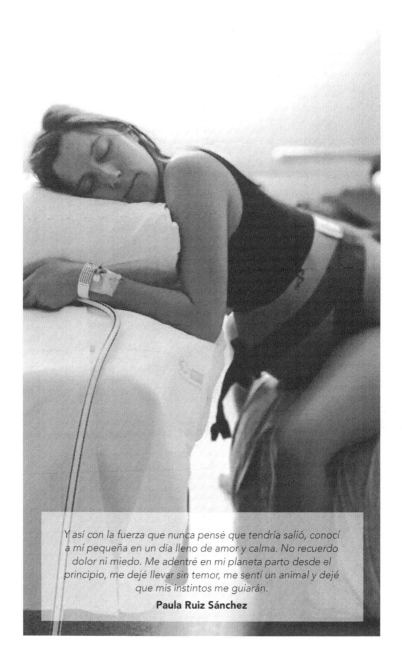

Y así con la fuerza que nunca pensé que tendría salió, conocí a mí pequeña en un día lleno de amor y calma. No recuerdo dolor ni miedo. Me adentré en mi planeta parto desde el principio, me dejé llevar sin temor, me sentí un animal y dejé que mis instintos me guiarán.

Paula Ruiz Sánchez

EL ROL DEL ÚTERO EN EL PARTO

"El cuerpo es el instrumento del alma"

Aristóteles

El útero, también llamado matriz, es un músculo y, como todos los músculos, necesita energía, hidratación y oxígeno para funcionar con comodidad y eficiencia. Esto llegará a través del riego sanguíneo de manera óptima siempre y cuando estemos tranquilas y nos sintamos seguras. Si estamos en tensión o sentimos miedo nuestro riego sanguíneo se concentrará en brazos y piernas creando tensión y posiblemente dolor en el útero. Lo mismo sucedería con cualquier otro músculo del cuerpo que trabaja sin suficiente riego sanguíneo. Te invito a que hagas el siguiente ejercicio para comprobarlo.

📍 Ejercicio práctico

Abre y cierra la mano varias veces. Comprobarás que es un movimiento sencillo y cómodo. Ahora, durante un minuto levanta el brazo sin doblar el codo y abre y cierra el puño continuamente. No bajes el ritmo, mantén el brazo completamente estirado sin doblar el codo y aguanta un minuto.

¿Cómo te sientes? Seguramente, un movimiento fácil y cómodo se vuelve desafiante en tan solo unos segundos, ¿te imaginas hacerlo durante varias horas? Probablemente el dolor sería insoportable. Esto es lo que sucede cuando los músculos no funcionan bajo condiciones óptimas por la falta de riego sanguíneo. En definitiva, sentirnos tranquilas durante el parto ayuda a que el útero pueda trabajar mejor.

El útero, que tiene forma de bolsa, protege y acomoda a nuestro bebé durante el embarazo. Es elástico y se adapta al crecimiento del bebé. Es flexible, se contrae y se relaja durante el parto y es fuerte ya que aguanta mucho peso durante el embarazo. El útero está conectado con la vagina y los ovarios a través del cérvix o cuello uterino que es como una puerta entre el útero y la vagina.

El cuello del útero pasa por muchos cambios. Al inicio del embarazo apunta hacia el trasero (posición posterior) y es rígido como la punta de la nariz. Conforme se acerca el nacimiento de tu bebé se vuelve más blando y se alinea con la vagina.

Según el médico obstetra Grantly Dick-Read para entender cómo funciona el útero es importante distinguir 3 tipos de fibras musculares: circulares, longitudinales e intermedias. Todas ellas se mueven involuntariamente. No podemos moverlas con nuestro cerebro racional y no responden a órdenes. Dependen del cerebro primitivo y del sistema parasimpático que, como hemos visto anteriormente, se activa cuando estamos relajadas.

Las **fibras circulares** se encargan de abrir y cerrar el cuello del útero o cérvix. Durante el embarazo mantienen el útero cerrado hasta el momento del parto. Cuando se dilatan trabajan en cooperación con las fibras longitudinales para poder abrirse, como veremos más adelante. Para que las fibras circulares abran el cuello del útero es necesario sentir calma y seguridad. Si estamos en estado de alerta, nos sentimos en peligro, inseguras o en un entorno hostil, el cuello del útero no se dilata. Quizá has escuchado alguna vez la expresión "borrar el cuello del útero". No quiere decir que el cuello desaparezca por arte de magia, sino que las fibras circulares se mueven a la parte superior del útero dejando espacio para que tu bebé descienda. A esto se le llama comúnmente estar completamente dilatada y se corresponde con una apertura de alrededor de 10 centímetros. Durante la segunda fase del parto, el nacimiento, las fibras circulares se contraen dando lugar a los pujos que ayudarán al bebé a descender.

Las **fibras longitudinales** se mantienen relajadas durante el embarazo para crear espacio para el bebé. En la dilatación se contraen empujando hacia arriba para que las fibras circulares puedan relajarse y desplazarse hacia arriba creando así espacio para que el cuello del útero se vaya abriendo. Durante el nacimiento trabajan junto con las circulares para ayudar al bebé a descender.

Las **fibras intermedias** son haces musculares que rodean a los vasos sanguíneos haciendo forma de ochos y espirales. Su función es estimular y activar el riego sanguíneo para aportar la energía y el oxígeno necesario para el intenso trabajo que realiza el útero y para retirar las sustancias de residuo. Para maximizar el oxígeno que llega al útero y a tu bebé es imprescindible sentirte relajada. Si estás en alerta, el flujo de sangre se concentrará en tus extremidades, reduciendo así el riego sanguíneo que llega al útero y, por consiguiente, el oxígeno. Esto puede causar que el parto sea menos eficiente como vimos al inicio del capítulo y en el ejercicio práctico.

En esta sección nos centramos en las fibras circulares y longitudinales para entender su labor en el parto.

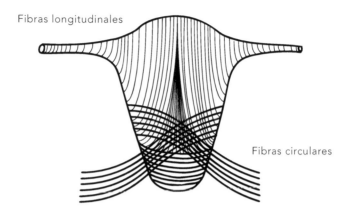

Fibras longitudinales

Fibras circulares

Todos los músculos del cuerpo funcionan en pareja, incluyendo el útero. Cuando el útero necesita contraerse y relajarse para dilatarse o conducir al bebé hacia el canal del parto para el nacimiento, es necesaria la cooperación entre las fibras longitudinales y circulares. De la misma manera que lo hace el bíceps con el tríceps al doblar el brazo. Cuando doblamos el brazo, el bíceps se contrae para iniciar el movimiento y el tríceps se relaja.

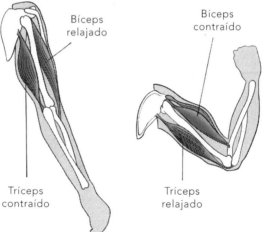

Bíceps
relajado

Bíceps
contraído

Tríceps
contraído

Tríceps
relajado

Un músculo no puede contraerse por sí solo. No tiene el poder de extenderse y volver por sí mismo a su estado inicial. Por eso, los músculos trabajan en pareja.

En un útero sano y relajado, las llamadas "contracciones" no son más que un movimiento de contracción y relajación. En la primera fase del parto o de dilatación las fibras circulares se relajan abriendo el cérvix, mientras que las fibras longitudinales empujan hacia arriba creando espacio. Se trata de un movimiento ascendente. En la segunda fase o nacimiento, las fibras longitudinales se contraen empujando hacia abajo y ayudando así al bebé a nacer. Este movimiento es de descenso, hacia abajo.

En resumen, las fibras que componen el útero funcionan en pareja durante el parto. Si no estamos relajadas en vez de trabajar coordinadas y en armonía, habrá tensión. Además, como el útero es un músculo y necesita riego sanguíneo para funcionar correctamente, si estamos en alerta no trabajará bajo condiciones favorables. Esto creará molestia y falta de eficiencia. Es decir, partos más largos y dolorosos. Si estamos relajadas las olas uterinas serán más cómodas e incluso pueden ser indoloras. Es importante comprender e integrar esto ya que es la ciencia que respalda la importancia de vivir el parto desde la calma y trabajar en nuestros miedos, la base del hipnoparto. Conocer el por qué y el para qué de algo nos ayuda a comprometernos con la práctica de los ejercicios de hipnoparto.

Volviendo al útero, como hemos visto **durante la fase de dilatación el movimiento de la ola uterina o contracción es hacia arriba. En la fase de nacimiento, cuando el cuerpo empuja, el movimiento del útero es hacia abajo para ayudar al bebé a descender. En la preparación con hipnoparto siempre hablamos de dos fases del parto: la primera fase (ascendente) y la segunda fase (descendente)**. Es importante recordar esto ya que más adelante hablaremos de técnicas de relajación y visualización que se centran en la dirección del movimiento (ascendente durante la dilatación y descendente durante el nacimiento).

EL PODER DE LA RESPIRACIÓN

"El aire es tu alimento y tu medicamento"

Aristóteles

Dime cómo respiras y te diré cómo estás

¿Te has dado cuenta alguna vez de que dependiendo de cómo te sientes tu respiración cambia? Por ejemplo, si tienes ansiedad seguramente tu respiración será más rápida y menos profunda, utilizando solamente la parte superior de tus pulmones. Este tipo de respiración forma parte de nuestra reacción a una situación de estrés o amenaza y nos mantiene en alerta y en tensión.

Por el contrario, si estás muy relajada, probablemente tu respiración será pausada, profunda y abdominal. La mejor manera de respirar para relajar el cuerpo y la mente es desde el diafragma, llenando el abdomen (como los bebés). En el embarazo nuestra capacidad pulmonar depende de muchos factores y el diafragma se encuentra comprimido. Algo que ayuda a respirar profundamente es imaginar que tus pulmones son un vaso de agua y tienes que llenarlos de abajo hacia arriba con una respiración profunda. Por supuesto, siempre escuchando a tu cuerpo y sin forzar.

La respiración abdominal ayuda a relajar los músculos y en especial la zona del suelo pélvico. Entre otros beneficios, respirar así consigue llevar una gran cantidad de oxígeno a los pulmones y tiene un efecto relajante en el organismo.

♀ Ejercicio práctico

Ejercicio de respiración abdominal o diafragmática

Túmbate boca arriba con las rodillas flexionadas. Cierra los ojos. Pon tus manos en el abdomen para notar mejor los movimientos de tu respiración. Siente cómo tu abdomen se llena cuando inspiras y se vacía al exhalar. Relaja la mandíbula. No fuerces la respiración.

Cuando sientas de nuevo el impulso de inspirar, hazlo profunda y lentamente volviendo a llenar tus pulmones mientras tu abdomen asciende y se llena de aire. Practica la respiración diafragmática durante el tiempo que quieras y a ser posible a diario. Cuando tengas práctica no hace falta que te tumbes, puedes practicarla caminando o en cualquier posición. Esta respiración tiene un efecto de calma sobre el cuerpo y la mente.

En la práctica del hipnoparto siempre utilizaremos la respiración diafragmática o abdominal, es decir una respiración profunda, con dos variantes: una para la fase de dilatación y otra para la fase de nacimiento.

Por qué practicar la respiración para el parto

Antes de continuar quiero recordarte que todo lo que necesitas ya está dentro de ti. Para dar a luz no necesitas aprender a respirar. Ante todo escucha a tu cuerpo. La información se consigue en los libros pero la sabiduría se cultiva en tu interior. Respira como te pida el cuerpo pero respira. Sabemos que contener la respiración dificulta el parto por varios motivos muy lógicos: restringimos la cantidad de oxígeno que llega a los músculos y a tu bebé. Por lo que el trabajo de parto será más difícil para madre y bebé.

Dicho esto, bajo mi experiencia acompañando a miles de mujeres a través de la preparación al parto puedo afirmar que la inmensa mayoría utilizan las respiraciones que expongo a continuación en el parto. Es más, en casi todos los correos, relatos y experiencias que recibo se hace especial mención a las respiraciones. Practicarlas y tenerlas integradas durante el embarazo facilita que salgan de manera natural o que si en algún momento la intensidad del parto crea tensión sean un recurso al que recurrir.

Las dos respiraciones que trabajaremos garantizan una oxigenación óptima, contribuyen a la relajación y además son algo en lo que enfocar nuestra atención para gestionar mejor la intensidad de las olas uterinas.

Respiración para la fase de dilatación o fase ascendente

Como hemos visto anteriormente, en la fase de dilatación o ascendente las fibras longitudinales del útero se contraen empujando hacia arriba y creando así espacio para que las circulares se relajen y el cérvix (o cuello uterino) se dilate. Es decir, el cuerpo empuja hacia arriba. Si miras tu abdomen durante las contracciones u olas uterinas, verás que se mueve hacia arriba. El siguiente ejercicio describe la respiración que debes practicar durante la fase ascendente (o de dilatación) aunque esta respiración se asocia con una respuesta de relajación en el organismo así que te invito a practicarla en cualquier situación que te saque de tu estado de calma.

📍 Ejercicio práctico

Respiración y visualizaciones para la fase ascendente (ditatación)

Túmbate con las rodillas flexionadas o siéntate cómodamente. Inhala por la nariz y exhala por la boca. Coloca tus manos en la parte inferior de tu abdomen.

Inspira por la nariz llenando tu abdomen y cuenta hasta 4. Exhala por la boca contando hasta 8. Cuenta hasta un número que te sea cómodo, pero asegúrate de que la exhalación es más larga que la inhalación. Tu capacidad pulmonar dependerá de muchos factores como el tamaño de tu bebé, su posición, etc. Busca un número que funcione para ti. Cuando exhales deja ir toda la tensión que hay en tu cuerpo. Si te resulta más cómodo puedes inhalar y exhalar por la nariz. Lo importante es que sea una respiración profunda en la que la exhalación sea más larga que la inhalación.

Una vez hayas cogido el ritmo de la respiración y estés relajada cierra los ojos. Prueba con las siguientes visualizaciones:

Visualiza una flor abriéndose. Observa cada detalle. Visualiza como poco a poco los pétalos se van abriendo.

Otra visualización que puede ser de gran ayuda es imaginar que con cada exhalación sueltas burbujas por la boca que suben hacia arriba y se evaporan.

En esta fase los músculos del útero empujan hacia arriba. El movimiento del cuerpo es ascendente así que una visualización de algo que sube o que simboliza apertura puede ser de gran ayuda. Puedes probar creando tu propia visualización.

> También puedes combinar la respiración con una vocalización y al exhalar soltar un "Ah" u "Oh" conforme dejas ir el aire.

En el ejercicio anterior y a modo de ejemplo, hemos contado hasta 4 al inhalar y hasta 8 al exhalar. La exhalación es más larga porque es al exhalar cuando la respiración tiene un mayor efecto relajante. Aunque todas somos diferentes y nuestras respiraciones, partos, cuerpos y bebés son únicos y diferentes se suele decir que una ola uterina dura entre cuarenta y cinco segundos y un minuto. Las olas uterinas, o contracciones, crecen en intensidad, llegan al pico y decaen, ofreciendo un descanso completo entre una y otra, así como las olas del mar. Quizá ahora entiendes por qué prefiero llamarlas olas uterinas en vez de contracciones. Puedes practicar la respiración para ver cuántas respiraciones necesitas para cubrir el tiempo aproximado que suele durar una ola uterina, unos 45 segundos. Para la mayoría de mujeres son 4 respiraciones lentas y profundas, con una exhalación más larga que la inhalación. ¿De qué nos sirve saber esto? Pues bien, a nivel de gestión emocional de las sensaciones del parto, saber que una ola uterina equivale en tiempo a 4 respiraciones y que cuando llegas a la cuarta respiración esa ola ya habrá terminado o estará apunto de hacerlo hace que sean menos desafiantes. Además, tu acompañante tiene una indicación para saber en qué momento de la ola uterina estás y puede darte mensajes de apoyo acorde con eso.

Respiración para la fase de nacimiento o fase descendente

En la fase de nacimiento o descendente el útero empuja hacia abajo. Las fibras longitudinales del útero se contraen ayudando a tu bebé a descender por el canal del parto.

📍 Ejercicio práctico

Respiración y visualizaciones para la fase descendente (nacimiento)

Durante la fase descendente pon en práctica una respiración en la que inspires por la nariz y exhales por la nariz o por la boca, como te resulte más cómodo. La inspiración será rápida y la exhalación más larga. Si sueltas el aire por la boca puedes imaginar que estás intentando apagar una vela. No hace falta que cuentes. Simplemente centra tu mente en cómo tu bebé desciende. En las últimas semanas de embarazo puedes practicar esta respiración cuando hagas de vientre. Es una respiración más rápida que la de la fase ascendente.

Visualizar olas del mar, una cascada o un río que fluye puede ser de gran ayuda. Intenta practicar esta respiración junto con la visualización que mejor funcione para ti. Practicar cuando tengas ganas de ir al baño es un buen recordatorio además de ser el momento perfecto para practicar desde un punto de vista fisiológico.

En el canal de Youtube de Parto Positivo® encontrarás dos vídeos explicando ambas respiraciones.

En el próximo capítulo vamos a profundizar más en las visualizaciones para acompañar a la respiración.

9

EL PODER DE LA
VISUALIZACIÓN EN
EL PARTO

En el capítulo anterior hemos hablado brevemente de utilizar visualizaciones, pero ¿por qué visualizar nos va a ayudar en el parto? La visualización te ayuda a conectar con tu subconsciente, la parte de tu mente que va más allá de la lógica y el razonamiento. Cuando imaginamos algo se activan las mismas partes del cerebro que si lo que imaginamos fuese real. ¿Por qué crees que al ver una película de terror tu corazón se acelera? Prueba a imaginar que estás a punto de comer un trozo de pastel. Obsérvalo, imagina el olor dulce. Visualiza como cortas un trozo y lo acercas a tus labios. Seguramente habrás notado que empiezas a salivar. En definitiva, visualizar o imaginar puede desencadenar respuestas físicas ya que nuestro cerebro no diferencia entre ficción y realidad. Las técnicas de visualización han sido utilizadas en muchos ámbitos. Por ejemplo, en el entrenamiento de atletas.

Se trata de una herramienta muy efectiva que también podemos aplicar al parto.

Visualizaciones para la fase ascendente o de dilatación

Para ayudar a tu cuerpo a expandirse y abrirse puedes imaginar una flor abriéndose. La flor actúa como símbolo del cuerpo abriéndose y creando el espacio que necesita tu bebé.

◉ Ejercicio práctico

Visualizaciones para la fase ascendente (dilatación) I

Piensa en una flor que te guste y busca en YouTube un vídeo a cámara rápida de esa flor. Hay muchos si buscas en inglés (*flower time lapse*). Mira el vídeo y presta atención a los pequeños cambios de la flor. Intenta retener todos los detalles. Imagina el olor de la flor volviéndose más intenso conforme se abre. Visualizalo tantas veces como quieras y una vez lo tengas integrado cierra los ojos para hacer el ejercicio.

Ponte cómoda. Inspira y exhala pausadamente utilizando la respiración ascendente. No cuentes, solo respira lenta y profundamente y con los ojos cerrados visualiza la flor abriéndose.

Siente cómo tu cuerpo se relaja e imagina cómo al igual que la flor tu cuerpo también se expande. Esta visualización es muy efectiva para la fase ascendente aunque también puedes utilizarla en la fase descendente.

Como hemos visto en el capítulo 7, durante esta fase el movimiento del útero es ascendente y de apertura. Gracias a la conexión de cuerpo y mente, las visualizaciones relacionadas con apertura y movimiento "hacia arriba" ayudarán con la dilatación. La visualización de la flor se centra en la apertura.

El siguiente ejercicio te ayudará a buscar una visualización que funcione para la fase de dilatación y simbolice movimiento ascendente (como el de las contracciones).

Puedes elegir la visualización que te resulte más fácil o crear una que funcione para ti.

📍 **Ejercicio práctico**

Visualizaciones para la fase ascendente (dilatación) II

Respira despacio, utilizando el abdomen. Haz un par de respiraciones profundas. Imagina que tus pulmones son un vaso de agua y el aire es agua. Al igual que el agua llena primero la parte inferior del vaso, tus pulmones también se llenan de abajo hacia arriba.

Al inspirar visualiza el sol saliendo al amanecer, al espirar el sol se eleva aún más. Repite la visualización durante 10 respiraciones. Una vez hayas acabado practica la siguiente visualización.

Al inspirar respiras calma, al espirar imagina burbujas saliendo de tu boca. Visualiza como suben hacia arriba alejándose poco a poco hasta disiparse. Repite la visualización durante 10 respiraciones.

Una vez hayas practicado el ejercicio, puedes elegir la visualización que mejor funcione para ti o la que te resulte más fácil.

Visualización para la fase descendente o de nacimiento

Cualquier visualización que puedas asociar con descenso o incluso apertura te ayudará en la fase descendente. Por ejemplo, un río que fluye, una cascada o cualquier otra visualización que implique un movimiento descendente. Hay mujeres a las que también les ayuda visualizar las olas del mar.

Incluso si no eres una persona muy visual, estas técnicas pueden ser de gran ayuda. Es más fácil visualizar mientras cierras los ojos.

📍 **Ejercicio práctico**

Visualizaciones para la fase descendente (nacimiento)

Ponte cómoda y respira despacio, de manera natural, sin forzar. Haz 4 respiraciones naturales. A continuación haz una respiración más profunda y exhala despacio.

Cuando estés relajada. Imagina una cascada. Escucha el sonido del agua caer, relajándote más y más. Relaja la mandíbula. Visualiza cada detalle. El agua cae constantemente. Observa los colores del agua. Escucha el sonido relajante del agua al caer. Siente el frescor del agua pulverizada en tu piel.

Practica este ejercicio durante 3 minutos. Puedes probar visualizando también las olas del mar, un río que fluye o cualquier otra visualización que implique un movimiento de descenso. No hace falta que sea una visualización metafórica, también puedes visualizar a tu bebé descendiendo por el canal del parto.

Estas visualizaciones las pondrás en práctica en el parto con la respiración descendente. Sin embargo, puedes practicarlas con una respiración profunda con un ritmo más lento durante el embarazo. Te resultará más agradable.

Muchas veces me encuentro con madres que me comentan que les cuesta mucho visualizar. Si te cuesta visualizar piensa en imaginar o pensar en la "visualización" que hayas elegido. Recuerda que visualizar no significa ver una imagen en alta definición.

LA CONEXIÓN ENTRE LA MANDÍBULA Y EL SUELO PÉLVICO

"No empujes al río, ya fluye por sí solo"

Barry Stevens

Ina May Gaskin, una matrona estadounidense que se ha convertido en una autoridad mundial del parto y la matronería gracias a los excelentes resultados de las mujeres que daban a luz con ella o en su centro. En su libro "Guía del Nacimiento" habla de la Ley de Esfínter que se basa en que el cuello del útero, el cérvix y la vagina son esfínteres y funcionan de manera similar a otros esfínteres del cuerpo humano, como la vejiga y el recto. Los esfínteres funcionan mejor en una atmósfera privada e íntima. Por ejemplo, un baño con pestillo o un dormitorio donde es poco probable que nos interrumpan. Estos esfínteres no se pueden abrir a la fuerza ni responden a órdenes de empujar o relajar, presiones o miedos. Incluso podríamos afirmar que sí responden al estrés o el miedo cerrándose.

Cuando el esfínter está en proceso de apertura, se puede cerrar repentinamente si la persona siente miedo, una amenaza o empieza a pensar demasiado. Los esfínteres reaccionan acorde con lo que sentimos.

Entender la Ley de Esfínter es parte del proceso de aprendizaje de la conexión entre nuestro cuerpo y nuestra mente durante el parto. Sentirnos seguras hará que nuestro parto sea más eficiente y facilitará la dilatación.

Seguro que conoces a alguien que cuando se va de vacaciones tiene dificultades para ir al baño. Estar en un entorno íntimo o familiar ayuda a los esfínteres. Por ejemplo, ¿cuántas veces has llegado a casa y al entrar por la puerta te han entrado muchas ganas de ir al baño? Quizá ni te habías dado cuenta antes de que tenías que ir, pero al abrir la puerta o llegar a casa tienes muchísimas ganas. Un entorno familiar donde te sientes segura favorece la apertura. Si es habitual que el cuerpo no abra esfínteres cuando no está en un entorno íntimo y seguro cuando tenemos que ir al baño, es lógico que aún sea más cuidadoso a la hora de tener a nuestro bebé.

El estado de relajación de la boca y la mandíbula está directamente relacionado con la habilidad del cuello del útero (cérvix), la vejiga y el recto para abrirse completamente (Gaskin, 2003). A continuación, veremos algunos recursos para mantener la mandíbula relajada y por tanto relajar también el canal del parto.

Vocalización

Durante el trabajo de parto exhalar acompañando el aire con un "Oh" o "Ah" puede aliviarte y ayudarte a dejar ir tensión. Hay un dicho coloquial en inglés que viene a decir "boca abierta, vagina abierta" y es muy cierto. La voz es una herramienta más para soltar tensiones y generar alivio, de ahí a que cada vez sea más conocido el canto prenatal. La voz es un recurso que ya utilizamos como método de alivio, por eso cuando te das un golpe, es probable que vaya acompañado de un "¡Ay!" o "¡Au!".

Labios de caballo

Resopla los labios como un caballo, expulsando aire repetidamente. Por muy ridículo que parezca este ejercicio ayuda a relajar el cuello del útero y la vagina. Un beso apasionado también puede ayudar, la cuestión es relajar. Si te resulta difícil creer en la relación entre la mandíbula y el suelo pélvico, estoy segura de que el siguiente ejercicio te ayudará a darte cuenta de esa relación.

◉ Ejercicio práctico

La mandíbula y el suelo pélvico

Contrae los músculos del suelo pélvico (imagina que estás evitando orinar o que se escape algún gas, contrae los esfínteres). Mientras estás contrayendo y elevando, chúpate el dedo pulgar (absorbiendo como hacen los bebés). ¿Has sentido que tu suelo pélvico se ha levantado o contraído un poco más? Esto demuestra la relación directa entre la tensión en la boca y en el suelo pélvico. Al dar a luz, queremos mantener nuestro suelo pélvico tan relajado como sea posible, para que nuestro bebé descienda con facilidad. Por eso, es importante relajar la mandíbula y labios durante el parto.

Los padres o acompañantes pueden ser de gran ayuda para recordarnos que relajemos la mandíbula ya que visualmente es fácil detectar si hay tensión en la zona.

PARTE II

CAMBIANDO
PERCEPCIONES

Quizá la mayor lección es la de aprender a desaprender y dejar ir todo lo que no te hace bien

11

EL DOLOR

*"Detrás de cada cosa hermosa,
hay algún tipo de dolor."*

Bob Dylan

Por definición, el dolor es un mensaje de estrés, peligro o daño que receptores repartidos por nuestro cuerpo envían al cerebro para dar la alerta de que algo no va bien en la zona que "duele". Por ejemplo, si pones la mano en el fuego, sentirás dolor y tu cerebro reaccionará apartándola. Gracias a los avances de la ciencia, hoy sabemos que el dolor está en nuestro cerebro y no en la zona en la que lo sentimos (Watson et al. 2012). Lo que sentimos depende completamente de cómo nuestro cerebro lo interpreta y a qué lo asocia. **Ante todo, el dolor es una sensación física, un mensaje del cuerpo, inevitable para muchas madres en el parto. Sin embargo, el sufrimiento no lo es. Sufrir hace de un desafío algo insoportable.**

La mayoría de mujeres espera que el parto sea doloroso y esta expectativa por sí misma puede crear dolor. Si esperas sentir dolor, cuando experimentes las sensaciones del parto, completamente nuevas para ti, tu cerebro las interpretará como dolorosas si así ha sido programado para hacerlo. La función del hipnoparto no es eliminar el dolor, sino reinterpretar las sensaciones del parto y la lectura que hacemos de ellas. En un parto puede o no haber dolor, pero no tiene por qué haber sufrimiento.

Otro factor que puede generar dolor durante el parto es el

estrés y el miedo. Los músculos del útero necesitan que el riego sanguíneo les aporte energía, hidratación y oxígeno para poder hacer su trabajo. Además, ese riego sanguíneo también es el responsable de aportar oxígeno y nutrientes a tu bebé a través de la placenta y de eliminar substancias de residuo. Durante el parto, habrá una gran concentración de riego sanguíneo en esos músculos que están trabajando tan duramente. Sin embargo, si tenemos miedo, nuestro cuerpo enviará una mayor cantidad de sangre a brazos y piernas, por si tenemos que luchar o huir. Esto dejará a nuestro útero trabajando duramente sin suficientes recursos y causará tensión, dolor y una falta de eficiencia en sus movimientos.

En 1920 el médico obstetra Grantly Dick-Read descubrió este fenómeno y lo denominó el ciclo miedo - tensión - dolor. Fruto del miedo, la adrenalina hace que la sangre fluya a tus extremidades y crea tensión en los músculos del útero. Es un mecanismo de supervivencia que nos hace más eficientes si decidimos huir de una situación de peligro. Sin embargo, en el parto necesitamos un alto flujo sanguíneo en el útero y que nuestros músculos estén relajados para facilitar las olas uterinas. Por eso, esta respuesta causa tensión en los músculos y esa tensión hace que el trabajo de parto resulte doloroso. El dolor alimenta al miedo y así se repite el ciclo "miedo-tensión-dolor".

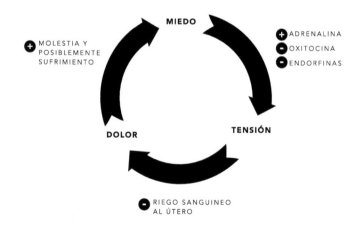

Algo tan simple como el lenguaje también puede generar dolor. Por ejemplo, si te pregunto: ¿Hay algo que te duela en este momento? ¿Tienes algún tipo de molestia en tu cuerpo? Lo más seguro es que al escuchar esta pregunta escanees tu cuerpo en busca de la más mínima molestia. De la misma manera, si durante el parto hay menciones de dolor, el simple hecho de que alguien te pregunte si sientes dolor, puede a su vez generar dolor. Es importante que tu acompañante sea consciente de la importancia de las palabras durante el parto.

Consuelo Ruiz Vélez-Frías, matrona española autora del libro "El parto sin dolor", documentó partos indoloros gracias a la eliminación del miedo a través de información.

En su libro, Consuelo habla de la importancia de estar informadas para vivir el parto como "trabajo" y no como sufrimiento. Consuelo ilustra esto con el ejemplo de dos muchachos de igual condición física que salen a navegar. Los dos son igual de fuertes, la única diferencia es que uno ha aprendido a nadar anteriormente. La barca se hunde. El que sabe nadar, cuando cae al agua, nada y se salva. El otro no sabe nadar. Cuando cae al agua se asusta, piensa que se va a ahogar, grita, patalea, se agota y se hunde. En palabras de Consuelo:

"El mismo hecho de caer al agua, igual para los dos, por la diferencia de saber o no saber, para uno ha sido un sufrimiento y para otro un trabajo. Creo que el ejemplo está bastante claro y que todos ustedes lo habrán comprendido. El parto produce dolor porque las mujeres no saben lo que tienen que hacer en el momento de dar a luz, y en su azoramiento y nerviosismo suelen hacer todo lo contrario, es decir, movimientos antinaturales, que impiden la evolución normal de todo el proceso y provocan el dolor. Exactamente igual que en el ejemplo que les he puesto, igual que los muchachos que iban en barca, entre una mujer preparada y otra sin preparación, la diferencia saber o no saber se traduce en sufrimiento o trabajo. La que está preparada espera y sabe lo que va a pasar y lo que tiene que hacer en cada etapa de su embarazo y de su parto. Cuando el momento llega, obra con arreglo a sus conocimientos, ayuda a

su organismo y da a luz felizmente y sin dolor. La no preparada no sabe exactamente lo que pasa en su organismo cree que su vida y su salud están en peligro, se asusta y el miedo crea un desequilibrio cerebral que provoca el dolor." (Ruiz Vélez-Frías, 2009)

Consuelo defendía que es la ignorancia de las madres la que en muchas ocasiones dificulta el parto dando lugar a complicaciones e intervenciones:

"Yo comprendo que en sus mentes va sistemáticamente unida la idea parto = dolor. Esta idea es errónea. El dolor proviene de un reflejo condicional [...] Y vuelvo a repetirles que hay que pensar en contracción uterina con su papel y sentido verdaderos, como representante del trabajo y no de la enfermedad de un órgano. El corazón funciona, poco más o menos, como el útero, y su trabajo nos pasa casi inadvertido." (Ruiz Vélez-Frías, 2009)

Con esto no quiero decir que haya que "aprender a parir" para no sentir dolor. Esa ignorancia de la que habla Consuelo es una ignorancia colectiva. La inmensa mayoría de madres no han presenciado nunca un parto y esto hace que los referentes que tenemos procedan principalmente de lo que hemos visto en los medios de comunicación. Por eso, la información nos da poder para normalizar y conectar con nuestra parte más instintiva. Nuestro cuerpo sabe cómo parir y debemos dejarle. Entregarnos al ritmo del parto, no lucharlo. Hay que entender que por muy intenso que sea es algo natural, no patológico.

No quiero generalizar porque cada experiencia es única. Simplemente transmitir que el parto no tiene por qué vivirse como sufrimiento y que las sensaciones del parto cumplen una función, independientemente de si se interpretan como dolorosas o como placenteras. Incluso para aquellas madres que sienten dolor, el dolor no es algo gratuito o que evitar a toda costa. El dolor estimula la producción de producción de betaendorfinas, calmantes naturales, que a su vez regulan la producción de oxitocina que determinará la intensidad del parto.

Las sensaciones que vivimos en el parto facilitan el naci- miento de nuestro bebé tanto a nivel hormonal como me- cánico. Son esas sensaciones las que nos guían ayudándonos a elegir las posiciones más cómodas, que a su vez facilitarán el descenso de nuestro bebé y la protección de nuestros tejidos.

Con el descenso del bebé, se producen grandes cambios en el canal del parto. Por una parte, los músculos del útero traba- jan en conjunto para dilatar el cérvix y que nuestro bebé pueda descender. La cabeza del bebé va presionando y estimulando distintas zonas. Nuestra pelvis va abriéndose para facilitar el descenso del bebé. La vagina se elonga y el perineo se estira hasta llegar al llamado "aro de fuego", una sensación que algu- nas madres describen como quemazón cuando el bebé está co- ronando. Estos son solo algunos cambios. Es lógico que estos cambios tan drásticos en nuestro cuerpo vayan acompañados de sensaciones muy intensas.

Aunque hay una minoría de mujeres que no experimentan dolor e incluso algunas han tenido partos orgásmicos, la mayo- ría siente un cierto malestar que puede llegar a ser muy intenso. Sin embargo, el dolor no es algo a lo que temer o algo que anti- cipar. Cada mujer vive las sensaciones del parto de manera muy diferente. **Así como tu cuerpo es sabio para crear y dar vida a tu bebé, también es sabio para no darte una experiencia que no puedas aguantar**. A pesar de que el parto es muy in- tenso, es una experiencia única, una sensación irrepetible que, en mi opinión, vale la pena vivir y sentir.

La naturaleza es sabia y te deja tiempo para recuperar el alien- to entre olas uterinas. Además, volviendo a lo que aprendimos el capítulo 5 "El rol de las hormonas en el parto" tu cuerpo está diseñado para suministrar calmantes naturales en partos no medicados, las beta-endorfinas, tan potentes como la mor- fina y controlar a través de las hormonas el nivel de intensidad perfecto para ti y para tu cuerpo. Las betaendorfinas también llegan al bebé a través de la placenta, haciendo el parto más cómodo para ambos. Es decir, todas las sensaciones que pro- duce el parto tienen su razón de ser.

Las olas uterinas no son más fuertes que yo porque son parte de mí

No anticipes ni te preocupes por el dolor. Infórmate de los recursos tanto farmacológicos como no farmacológicos a tu disposición para afrontar el parto con la mayor comodidad posible. Muchos de estos recursos son propios, otros son externos y van desde la libertad de movimiento o la respiración hasta el uso de la epidural. Las mujeres que hablan de un parto traumático no suelen hablar de dolor sino de otros aspectos: "no sabía lo que pasaba", "no me consultaron", "no respetaron mis deseos", etc.

Infórmate de los riesgos y beneficios de los analgésicos y anestésicos como la epidural y decide lo mejor para ti y tu bebé en base a tus circunstancias. Una epidural puede ser un recurso muy útil y que contribuya a una experiencia positiva en determinadas circunstancias. El objetivo es tomar tus decisiones desde la información y no desde el miedo o la pasividad.

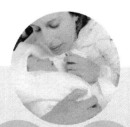

Me preguntaron cada cuanto tenía contracciones y les contesté que ni las había contado porque no me dolían, que solo tenía ganas de empujar. Estuve moviéndome, dándome duchas de agua caliente, gateando, de cuclillas todo el tiempo y muy concentrada en escuchar a mi cuerpo y darle lo que él me pedía.

Berta Cortés Lobao

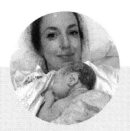

Las contracciones se hacían más intensas y seguidas. No podía hablar entre ellas. Le pregunté a la matrona por la epidural.
Ella me dijo: "Espera que te exploro otra vez antes de que tomes una decisión" ¡Para mi sorpresa ya había dilatado hasta 8
centímetros! La matrona añadió: "No me duele a mí, te duele
a ti, pero yo te digo que ya te queda muy poco". Eso me dio
fuerzas y seguí adelante sin epidural. A los pocos minutos estaba ya completamente dilatada. Seguía sentada en cuclillas en la
camilla, la sensación de las contracciones era diferente y hasta
podía hablar normalmente entre ellas. Empujé cuatro o cinco
veces con cada contracción y ya tenía a Alena entre mis brazos,
5 horas después de ingresar en el hospital. La fase expulsiva
no estuvo exenta de dolor pero fue diferente. Sentir como tu
hija sale por el canal y la sensación que abarca todo tu cuerpo
es algo que no imaginas cuando piensas en el parto. Toqué su
cabecita blandita mientras empujaba. Un pujo más y ya estaba
fuera, tranquila, sin llorar, con sus ojitos bien abiertos.

Alicia Sánchez

EL MIEDO

Acabar con miedos o pensamientos negativos sobre el parto es el objetivo principal de este libro. Pero, ¿qué es el miedo? La RAE define el miedo como "Angustia por un riesgo o daño real o imaginario." El miedo provoca una sensación desagradable desencadenada por un peligro real o supuesto en el presente o futuro. Desde el punto de vista biológico, el miedo es un mecanismo de supervivencia para estar alerta y poder responder de manera eficiente a una amenaza. La mayoría de miedos se aprenden y, por lo tanto, también se pueden desaprender.

En el parto nos encontramos con miedos de todo tipo y origen: miedo a lo desconocido, miedo al dolor, miedo cultural, miedo al fracaso e incluso miedo a la muerte. Uno de los mayores temores es no saber a qué nos enfrentamos. El desconocimiento de una experiencia que nunca hemos vivido en el caso de madres primerizas o el miedo a repetir una experiencia traumática.

¿Qué sucede cuando tenemos miedo? Una pequeña zona de nuestro cerebro llamada amígdala levanta la voz de alarma cuando percibe una amenaza real o imaginaria. Al desencadenarse la sensación de miedo y ansiedad, la respuesta física puede ser huir, pelear o quedarse inmóvil. Estamos alerta, respiramos rápidamente, nuestro corazón late a gran velocidad para poder bombear más sangre en caso de que tengamos que huir y la sangre fluye a nuestras extremidades. Como hemos visto anteriormente, esta respuesta entorpece y retrasa el proceso del parto natural. Sabemos que el miedo inhibe y prolonga el parto (Olza, 2010).

Cada madre, cada embarazo y cada bebé es único y diferente. Los miedos además no son lineales sino que van cambiando conforme avanza el embarazo. Conocer esos posibles miedos y bloqueos es el primer paso para poder trabajarlos. La información es el arma más poderosa contra el miedo.

A veces podemos identificar de dónde vienen esos miedos. Quizá una mala experiencia anterior, la información que hemos recibido durante años sobre el parto o circunstancias externas. Es importante preguntarnos de dónde vienen nuestros miedos. Por ejemplo, en mi caso me aterrorizaba el parto porque mi madre tuvo un parto muy traumático, así que sabía exactamente el origen de mi miedo. Este miedo se acentuó con el paso de los años y todos los estímulos negativos alrededor del parto. No podemos olvidar que dado el contexto sociocultural en el que nos encontramos todas tenemos un cierto condicionamiento. Sean cuáles sean los orígenes de tus miedos, este ejercicio te ayudará a deshacerte de ellos.

📍 **Ejercicio práctico**

Meditación para eliminar miedos concretos

Busca un lugar tranquilo donde puedas relajarte durante 15 minutos. Siéntate o túmbate del lado izquierdo con algunos cojines para estar cómoda. Inhala y exhala profundamente. Cuenta hasta 4 al inspirar y espirar.

Una vez hayas cogido un buen ritmo de respiración y

te sientas relajada empieza a imaginar que al inspirar respiras calma, certeza, seguridad y positivismo. Al espirar expulsa tus miedos y ansiedades. Cuando inspires imagina una luz que poco a poco va recorriendo y llenando cada rincón de tu cuerpo. Espira dejando ir tus miedos y visualizalos en el aire.

Visualiza como salen de tu cuerpo, forman una nube y se disipan en el aire. Si no puedes pensar en nada en concreto, puedes visualizarlo como oscuridad. Poco a poco, intenta imaginar los pensamientos que te crean miedo y ansiedad. Uno a uno, visualiza todo lo que te preocupa y deja ir esos miedos o estímulos negativos. Observa cómo se evaporan en el aire y desaparecen. Inspiras luz, espiras oscuridad.

13

AFIRMACIONES: REPÍTELO HASTA QUE LO CREAS

Para cambiar tus creencias es importante cambiar los mensajes que te das a ti misma. Nuestros pensamientos determinan nuestros sentimientos y emociones y conforman nuestra realidad. Ser conscientes de que podemos elegir entre pensar de manera positiva o negativa en todos los aspectos de nuestra vida determinará cómo afrontamos el día a día y nuestra experiencia. Las técnicas de hipnoparto te ayudan a pensar, hablar y sentir positividad alrededor del parto, algo que facilitará que tengas una experiencia positiva. No se trata de idealizar sino de tomar conciencia de nuestro diálogo interno y darnos mensajes que jueguen a nuestro favor.

Según el neuropsicólogo Rick Hanson la mente es como velcro para lo negativo y teflón para lo positivo. Recordar incidentes o experiencias negativas garantizaba la supervivencia de nuestros antepasados. Por eso, hemos evolucionado para recordar lo negativo más fácilmente que lo positivo.

Escribir afirmaciones positivas y leerlas o escucharlas a diario te ayudará a cambiar tu percepción. Aunque lo que realmente marca la diferencia no es leerlas, sino sentirlas. Esta sección incluye afirmaciones genéricas que puedes personalizar o, aún mejor, escribir tus propias afirmaciones.

- Tomo las mejores decisiones para mí y mi bebé en mis circunstancias.

- Todo lo que necesito está dentro de mí.

- Sé parir y mi bebé sabe nacer.

- Confío plenamente en mi instinto para dar a luz.

- Veo el nacimiento de mi bebé como algo natural, saludable y fácil.

- Conforme avanza mi embarazo disfruto de cada cambio y aprecio el gran trabajo que está haciendo mi cuerpo.

- Cuanto más se acerca el momento de que nazca mi bebé, más tranquila me siento.

- Me relajo y me dejo llevar por el ritmo que marque mi cuerpo.

- Recibo abiertamente las sensaciones del parto.

- Sé que mi parto empezará en el mejor momento para mí y mi bebé.

- Confío en que sabré el momento perfecto para ir al hospital o llamar a la matrona.

- Con cada ola uterina me siento más y más relajada.

- Espero con calma y positividad el momento de dar a luz.

- Cuanto más me relajo, mi cuerpo más se abre y expande.

- Con cada respiración creo espacio en mi cuerpo para que nazca mi bebé.

- Amo a mi cuerpo por crear y dar vida a mi bebé.

- Con cada ola uterina mi bebé está más cerca.

- Las olas uterinas no son más fuertes que yo porque son parte de mí.

También puedes descargarte las afirmaciones e imprimirlas y colgarlas en diferentes sitios de tu casa para tener pequeños recordatorios a diario. Las afirmaciones están disponibles en https://partopositivo.org/.

📍 Ejercicio práctico

Afirmaciones positivas

Personaliza tus afirmaciones o crea tus propias afirmaciones. Cambia "mi bebé" por el nombre de tu bebé si ya lo has decidido para hacerlas más personales. También puedes prestar atención a tus miedos y contrarrestarlos con una afirmación que los cancele. Por ejemplo, si tienes miedo de no llegar a tiempo al hospital puedes escribir "Confío y sé que sabré el momento ideal para ir al hospital". Mantén tus afirmaciones en un lugar visible y léelas a diario y a ser posible a menudo. También puedes grabarlas y escucharlas cuando puedas.

Te invito a que hagas un ejercicio:

1. Piensa en algo que te preocupe o que te cueste esfuerzo.

2. Escríbelo en una frase.

3. Reescribe la frase de manera afirmativa, en presente y primera persona.

Por ejemplo:

1. Buscar tiempo para practicar los ejercicios de hipnoparto.

2. No tengo tiempo para practicar los ejercicios de hipnoparto.

3. Practicar los ejercicios de hipnoparto es mi prioridad porque quiero tener el mejor parto posible.

Cada vez que encuentres algo que te cueste o quieras romper un hábito negativo, haz este ejercicio. Haz un seguimiento de todo lo que vas escribiendo durante tu embarazo y te darás cuenta de cómo, poco a poco, irás moldeando esos pensamientos negativos que no te hacen bien.

Elijas las afirmaciones que elijas es importante utilizarlas con conciencia para no causar el efecto contrario. El objetivo no es idealizar o aumentar la autoexigencia, sino cambiar los mensajes que te das a ti misma y alinear tus creencias con tu objetivo de tener una experiencia positiva y empoderadora.

14

GRATITUD: LA IMPORTANCIA DEL AGRADECIMIENTO

*"La gratitud es la forma de atraer
más cosas buenas a tu vida"*

Marci Shimoff

No hay mejor sentimiento que el de estar agradecida. Una manera muy efectiva de cambiar percepciones es sentir y dar gracias por haber tenido un embarazo y parto positivo (a pesar de que aún no haya pasado). La gratitud es un sentimiento sincero y profundo que nos conecta con nosotras mismas y con quiénes nos rodean. Cuando nos sentimos agradecidas y apreciamos lo que tenemos sentimos un bienestar muy profundo. Por eso, te invito a que hagas de la gratitud un hábito.

El embarazo es una etapa perfecta para detenernos y dar gracias por lo que tenemos y por lo que está por venir.

A tus afirmaciones que creaste en el capítulo anterior, súmale estas frases de agradecimiento. O, mejor aún, crea tus propias frases de agradecimiento.

- Gracias a mi cuerpo por un embarazo sano y por crear y dar vida a un bebé perfecto.

- Gracias por el mejor nacimiento posible para mí y mi bebé.

- Gracias a mi mente por mantener la calma y dejarse llevar por el ritmo de mi cuerpo.

- Gracias a la vida por darme la oportunidad de vivir una experiencia de crecimiento personal tan bonita.

- Gracias a mi acompañante por ser mi piedra angular, por su apoyo y respeto.

- Gracias al personal sanitario por acompañarnos.

- Gracias por todo el amor que siento y que inunda cada rincón de mi ser.

No te limites únicamente a escribir frases de agradecimiento relacionadas con el embarazo, ¿por qué no dar gracias por respirar, por el sol o por un rato agradable? Las posibilidades son infinitas y es una práctica muy transformadora.

● Ejercicio práctico

Agradecimiento

Encuentra 15 minutos para relajarte. Piensa en todas las cosas positivas en tu vida y en lo maravilloso que es tu cuerpo por crear vida.

Una vez hayas dado gracias por todo lo que tienes en el presente imagina que ya has dado a luz. Da gracias por haber vivido una experiencia positiva y empoderadora durante el parto. Siéntete orgullosa, feliz y satisfecha con tu experiencia. Siente agradecimiento por tu cuerpo, por quiénes te acompañaron, por tu familia, por tu acompañante, por tu bebé y, por supuesto, por ti misma.

Escribe tus frases de agradecimiento e intenta leerlas 2 o 3 veces por semana. Puedes hacer una lista e ir añadiendo nuevas afirmaciones regularmente.

1. _____

2. _____

3. _____

4. _____

5. _____

6. _____

7. _____

8. _____

Tal y como hemos visto anteriormente tu cerebro no distingue entre realidad e imaginación. Es por eso, que cuando imagines que ya has dado a luz y te sientas agradecida por la experiencia estarás creando un estímulo positivo sobre el parto en tu subconsciente.

Este ejercicio no pretende crear expectativas poco realistas sino enfocar la mente en una experiencia positiva. A menudo, el cuerpo va donde la mente lo dirige. Por eso, en el hipnoparto nos centramos en prepararnos para el parto de manera positiva en todos los escenarios posibles.

15

TOMA EL CONTROL DE TU ENTORNO

*"Cambio lo que controlo,
dejo ir lo que no depende de mí"*

Crear un entorno positivo alrededor del embarazo y parto es muy importante. No puedes cambiar los factores que no dependen de ti, pero sí tomar el control de aquello que puedes controlar, poner límites y crear el mejor entorno posible que siempre será aquel que favorezca a la tranquilidad. A continuación, algunos consejos que te ayudarán a conseguirlo.

Historias negativas… ¡No gracias!

Seguramente desde que te quedaste embarazada te has visto rodeada de gente que quiere compartir contigo historias negativas sobre su parto: el de la vecina del quinto o la amiga de una amiga. Este tipo de historias son dañinas para ti y para tu bebé y nadie tiene el derecho de haceros daño. El problema es que nos han educado para escuchar, ser educadas y siempre y, ante todo, quedar bien. El embarazo no es momento para escuchar esas historias. Si estás leyendo este libro es porque estás dispuesta a tener una buena experiencia y este tipo de historias no ayudan en absoluto. Modales aparte, más directa o indirectamente, corta en seco a quien se disponga a desahogarse contigo. Puedes decir: "Perdona que te interrumpa, prefiero que no me cuentes tu experiencia ya que sé que me va a afectar negativamente" o más indirectamente "Estoy muy sensible a historias negativas ya que pronto daré a luz. Si no te importa preferiría que no me cuentes tu experiencia ahora." Lo más seguro es que la persona, lejos de ofenderse, se dé cuenta de su error. Si te apetece seguir hablando con la persona puedes preguntar sobre otros aspectos como cuándo se sintió madre por primera vez o sobre algún recuerdo positivo que tenga del embarazo, nacimiento o postparto. Es importante recordar que no suele haber una mala intención detrás de estas historias. Poner palabras y explicar el parto es una manera de sanar e integrar una de las experiencias vitales de mayor intensidad.

Si no has podido evitar que alguien se desahogue contigo recuerda no generalizar. En la introducción, hablamos del neocórtex y de cómo crea diferentes posibles escenarios en base a la información que tenemos sobre el parto. Es importante ser conscientes de que las historias que te han contado se basan en la experiencia y circunstancias de otras personas. Lo que te han contado es completamente subjetivo. Del mismo modo, cualquier experiencia propia del pasado es específica a una serie de circunstancias que se dieron en ese momento y que deben permanecer en el pasado aunque siempre formarán parte de ti y probablemente te han regalado un gran aprendizaje.

Elige las historias que quieres escuchar

Pon tu atención en partos positivos. A menudo, el cuerpo va donde la mente lo dirige. Atraemos aquello en lo que nos fijamos o ponemos atención. Por ejemplo, cuando conduces si no quieres torcerte tienes que fijar tu atención en el centro de la carretera. Si piensas "no quiero salirme" y miras constantemente la cuneta ¿qué pasará? Lo más fácil es que acabes al menos pisando la línea del borde de la carretera. La mente no sabe diferenciar frases negativas y afirmativas. Por ejemplo, si te digo "no pienses en una rana fucsia". Probablemente, no habrás podido evitar pensar en una rana fucsia. Lo mismo es válido para muchos aspectos de la vida, incluido el parto. Busca foros y grupos online que sean positivos. Muchos grupos de madres en Facebook pueden ser de gran ayuda, pero otros son un foco de negatividad.

En YouTube hay muchísimos vídeos de partos maravillosos que dejarán una huella positiva en tu mente. Mira un parto positivo en YouTube o lee una experiencia positiva tan a menudo como puedas. Puedes pedirle a tu pareja o a una amiga que filtre los vídeos para asegurarte que ves partos positivos.

También puedes unirte a nuestra comunidad en Facebook, Instagram o Youtube, todas bajo el nombre Parto Positivo.

Minimiza las relaciones tóxicas

El embarazo es una etapa de gran sensibilidad en la que a menudo nos enfrentamos a opiniones y juicios no deseados por parte de nuestro entorno. **La desnormalización del parto como un proceso natural ha dado libre albedrío a críticas y opiniones**. Sin ir más lejos, querer parir de manera natural se juzga, se critica y se pone en entredicho. Si te has atrevido a comentar que quieres dar a luz como la naturaleza ha previsto, posiblemente no recibas demasiado apoyo. Más bien lo contrario. Y si finalmente tu mejor camino se aleja del parto natural que deseabas, puede que escuches un "te lo dije" o un "sabía que te pondrías la epidural" con fines aleccionadores ¡como si elegir lo mejor para ti y tu bebé en tus circunstancias fuese un fracaso! Este libro no es para un tipo de parto en concreto pero el rechazo al parto natural me parece curioso y descabellado a partes iguales. Aunque realmente lo más detestable es que se juzgue y se opine sobre nuestros deseos y decisiones. No solo hemos desnormalizado el nacimiento sino que además parece que todo el mundo tiene derecho a opinar sobre un proceso que forma parte de nuestra vida íntima, sexual y reproductiva. Estas opiniones no deseadas y juicios pueden desencadenar entornos tóxicos a nivel emocional y mermar nuestra confianza.

Te recomiendo preguntarte con quién realmente quieres compartir tus deseos o planes para el nacimiento de tu bebé y por qué. Puede que tras poner conciencia en esa decisión tu lista se reduzca a tu acompañante, al personal sanitario y a tu grupo de yoga prenatal o puede que sea una lista larga. Todas somos distintas y tenemos entornos y necesidades diferentes. Poner conciencia en la decisión de con quién compartir tus planes no quiere decir que siempre vayan a ser recibidos con la aceptación y el apoyo que te gustaría. A veces los comentarios más dañinos vienen de nuestro entorno más cercano. Sin lugar a dudas, no puedes controlarlo todo y mucho menos las opiniones y juicios de otras personas. Pero sí puedes controlar cómo te afectan y cómo respondes a esos comentarios que no te hacen bien. Para ello, te propongo el siguiente ejercicio.

◉ Ejercicio práctico

La próxima vez que recibas un comentario desafortunado o que te moleste acerca de tus planes para el nacimiento de tu bebé pon consciencia en la intención de ese comentario: ¿Hay una intención positiva? ¿Puede que esa persona quiera lo mejor para ti y tu bebé? ¿Qué creencias tiene sobre el embarazo? ¿Y sobre el parto? ¿Tiene hijos? Aquí de nuevo te invito a hacer uso del poder de la gratitud. Trata de sentir agradecimiento y amor por la persona por la que sientes enojo. Reconoce sus buenas intenciones.

"Sé que quieres _____ para mí / para mi bebé". Tras nombrar su intención positiva, puedes verbalizar la tuya.

Puede que tras reconocer su intención positiva y exponer la tuya la persona responda de otro modo. En cualquier caso, no puedes controlar ni eres responsable de las creencias o respuestas de otras personas. Este ejercicio es simplemente una oportunidad para practicar una comunicación más consciente y que los comentarios del entorno no te afecten tanto.

Puedes ponerlo en práctica sin necesidad de hablar con esa persona si sientes que no te apetece hacerlo. También puedes elegir alejarte de esa persona o situación.

Un entorno libre de estrés y malas influencias te beneficiará tanto a ti como a tu bebé que siente lo que tú sientes. Es un gran momento para practicar la asertividad, poner límites y trabajar en lo único que depende de ti que es tu calma interior.

PARTE III

PARTO Y NACIMIENTO

Dar a luz debería ser tu mayor logro, no tu mayor temor

Jane Weiderman

16

QUÉ ESPERAR DURANTE EL PARTO (NATURAL)

En la primera parte de este libro hemos tratado con profundidad qué pasa en nuestro cuerpo durante el parto, cómo pueden afectarnos nuestros miedos y preconcepciones sobre dar a luz y la mágica conexión entre cuerpo y mente. A estas alturas ya habrás escuchado el audio de meditación guiada, leído tus afirmaciones e integrado cómo funciona tu cuerpo. Quizá sin darte cuenta ya habrás empezado a cambiar tu percepción del parto. Puede que te sientas más segura y tranquila cuando piensas en el parto. Los cambios del hipnoparto son sutiles pero muy efectivos. Poco a poco irás eliminando tus pensamientos y miedos obstructivos para que tu instinto y tu cuerpo hagan lo que han sido diseñados para hacer. En esta tercera parte trataremos algunos ejercicios que pueden ser de gran ayuda durante el parto.

Pero antes, hablemos de las 2 fases o etapas del parto que distinguimos en la preparación con hipnoparto: ascendente (dilatación) y descendente (nacimiento). La fase ascendente se inicia con la dilatación del cuello del útero y se considera que el parto está establecido cuando llegamos a 4 centímetros de dilatación. La fase descendente va desde la dilatación completa al nacimiento. En este capítulo veremos con más detalle estas

2 fases, ascendente y descendente, y cómo aplicar los recursos prácticos trabajados en el libro.

Primera fase: ascendente o de dilatación

Durante la primera fase, se dilata el cuello uterino (cérvix) gracias a las contracciones u olas uterinas dirigidas por la oxitocina. **Dentro de la dilatación, hay un periodo en el que las olas uterinas son irregulares e intermitentes y de una intensidad moderada. Este período se conoce como fase latente**. Mientras las olas uterinas sean tolerables y te permitan seguir con tu día haz vida normal aunque conservando tu energía. Poco a poco, irán aumentando en intensidad, duración y se volverán regulares.

Cada persona es un mundo y ante todo escucha a tu instinto pero, por norma general, se considera que **el parto está establecido o activo cuando las olas uterinas son intensas, duran al menos 45 segundos y sientes al menos 3 cada 10 minutos**. Este es el momento en el que deberías desplazarte al hospital o casa de partos o llamar a tu matrona si vas a dar a luz en casa. Normalmente, se corresponde con 4 o más centímetros de dilatación. Si tienes dudas sobre si el parto está establecido, te recomiendo darte un baño con agua caliente, si al entrar en la bañera las olas uterinas se espacian, probablemente el parto aún no esté establecido pero si continúan siendo intensas y regulares es muy probable que estés en fase activa. **Recuerda 3 olas uterinas, cada 10 minutos que duran 45 segundos o más**.

Durante esta fase experimentarás olas uterinas en las que los músculos del útero se contraen y se elevan. A menudo se percibe como el abdomen se endurece y sube. Sin embargo, esta percepción depende de muchos factores. Por ejemplo, en función de la posición del bebé puedes sentir las olas uterinas en la zona lumbar en vez de en el abdomen. Sea como sea, esa percepción, los músculos del útero estarán haciendo un movimiento ascendente como vimos anteriormente para dar lugar a la dilatación del cuello del útero. La sensación e intensidad se asemeja al patrón que siguen las olas del mar. Llega una ola y va creciendo en intensidad hasta llegar al pico, tras llegar al punto de mayor intensidad, decrece hasta desaparecer. Entre ola y ola solo hay calma. Del mismo modo, con cada ola uterina, la intensidad crecerá gradualmente hasta llegar al punto más álgido para después decrecer. Entre ola y ola, la naturaleza te da un descanso absoluto para poder recuperar fuerzas y tomar la siguiente ola desde la calma. Durante la ola uterina, pon en práctica la respiración ascendente, visualizaciones y mantras o afirmaciones positivas. Si cuentas mientras realizas la respiración, debes saber que las olas uterinas duran en parto activo una media de entre 45 segundos y 1 minuto, algo así como 4 respiraciones profundas. Saber esto y personalizarlo a la duración de tus olas uterinas es una poderosa herramienta de gestión de las sensaciones del parto porque te permite contar el número de respiraciones lentas y profundas en una ola uterina (respiración ascendente) y utilizarlo como guía para el manejo de esas sensaciones. Por ejemplo, si tus olas uterinas son de 45 segundos y haces unas 4 respiraciones en ese periodo de tiempo, sabes que cuando hayas hecho 3 respiraciones solo te quedará una y que además la ola uterina estará decreciendo en intensidad o a punto de terminar.

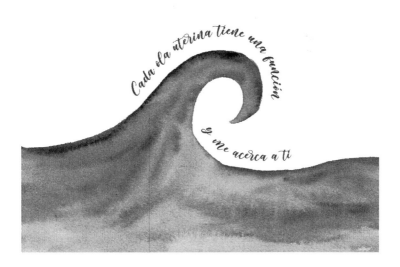

Cada ola uterina tiene una función y me acerca a ti

La duración de esta fase depende de cada parto. General-
mente las mujeres que han dado a luz anteriormente tienen
fases ascendentes más rápidas. Cuando el cuello del útero o
cérvix está completamente dilatado se entra en una etapa de
transición hacia la segunda fase. Durante la transición podemos
sentir fatiga, náuseas, malestar, se ralentizan las olas uterinas o
puede pasar totalmente desapercibida. Es en este momento en
el que es habitual que la madre sienta que ya no puede más y
necesite apoyo del entorno. Esto se debe a que el cuerpo segrega una pequeña dosis de adrenalina para agudizar los sentidos de la madre y asegurarse de que el entorno es seguro antes
de proceder al nacimiento del bebé. A veces, las olas uterinas
se detienen y la naturaleza da un pequeño descanso a madre
y bebé antes de empezar las fase de nacimiento. Durante la
transición, las palabras de apoyo, afirmaciones positivas y un
entorno que acompañe, se hace especialmente importante.

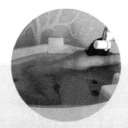

"Una contracción más, cada vez más cerca, lo estás hacien-
do, sigue como hasta ahora", me repetía. Nuestro cuerpo es
increíble y sabe qué hacer en cada momento. Entre contraccio-
nes, que sucedían cada 2 o 3 minutos, mi cuerpo descansaba y
entraba en un estado de relajación profunda. Recuerdo que no
escuchaba, no era consciente de qué ocurría a mi alrededor, ni
de qué hora era, solo estaba yo y mi parto. Cuando parecía que
la intensidad de las olas uterinas no podía ir a más, incrementó:
"No puedo, no puedo, son muy fuertes", decía. "Ya debes es-
tar muy avanzada, claro que puedes, ya lo estás haciendo", me
decía mi matrona. Le pedí que me explorase. Necesitaba con-
firmar que era así, que el parto avanzaba, que todo iba como

tenía que ir. Efectivamente, estaba casi en dilatación completa. Sin poder controlarlo, las contracciones empezaban a ser diferentes y mi cuerpo empujaba en cada una de ellas.

Lara Salvador

Segunda fase: descendente o de nacimiento

La segunda fase va desde que el cuello del útero (cérvix) está completamente dilatado, aproximadamente de unos 10 centímetros, hasta el nacimiento. En esta segunda etapa el bebé desciende por el canal del parto desde el útero hasta la vagina y finalmente, al exterior. Las olas uterinas, que se convierten en una presión muy fuerte, dejan de ser tan seguidas.

En esta etapa, o bien sentirás la necesidad de empujar, o tu cuerpo lo hará de manera totalmente involuntaria. Si no hay epidural el pujo es totalmente involuntario. Déjate llevar por tu instinto y entrégate al ritmo de tu cuerpo. Es importante relajar el suelo pélvico, un conjunto de músculos y ligamentos que forman una hamaca que sostiene al útero, la vagina, el recto, la vejiga y la uretra. Relajar la mandíbula y/o soltar el aire al exhalar resoplando los labios o vocalizando un "Ah" será de gran ayuda. Recuerda: boca abierta, vagina abierta. Muévete libremente, tu cuerpo sabe qué postura adoptar para facilitar el nacimiento. En general, una posición vertical o erguida hará que la fuerza de la gravedad ayude pero ante todo escúchate.

Durante los pujos pon en práctica la respiración descendente, utiliza afirmaciones positivas a modo de mantra y visualizaciones si lo necesitas. Estás muy cerca de conocer a tu bebé. Tocar la cabeza de tu bebé coronando o verlo con un espejo te dará fuerzas para continuar.

Si hay epidural o por algún motivo debe acelerarse el nacimiento, tu matrona dirigirá los pujos y te indicará cómo y cuándo empujar. En este caso, puedes seguir poniendo en práctica las visualizaciones y afirmaciones. En algunos lugares y dado el gran número de madres que dan a luz con epidural, puede que tu matrona intente dirigir tus pujos a pesar de ser un parto natural. Si ese no es tu deseo, tu acompañante puede intervenir para informar de tus preferencias. Además te recomiendo que éstas queden claras en tu plan de parto (capítulo 18).

Un encuentro mágico

Y por fin, el momento más esperado: conocer a tu bebé. Sin intervención, el proceso normal es que después del nacimiento puedas abrazar y darle la bienvenida mientras que sigue unido al cordón umbilical.

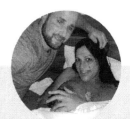

Confié y seguí pujando en cada ola uterina sujetando la cabeza de mi bebé. Mi pareja vio todo el proceso y antes del último pujo me dijo: "¡Ya está aquí y tiene mucho pelo!". Eso me dio muchísima fuerza y volví a pujar. Sentí como mi cuerpo se abría para que pasase su cabeza y rápidamente su cuerpo. Al salir se rompió la bolsa. Lloró enseguida. Miré encima de la cama y ahí estaba ella, la puse sobre mi pecho y nos tumbamos en la cama los tres. Ya no lloraba, solo me buscaba. Estuvimos tranquilos y juntos disfrutando del momento.

Gemma Sabaté

El cordón va desde su abdomen hasta la placenta. Esta continúa unida a tu útero hasta que se desprenda y la alumbres. Después del nacimiento, la placenta, que ha mantenido a tu bebé durante el embarazo, ya no es necesaria y debe ser expulsada. Amamantar al bebé ayuda a que la placenta se separe del útero y estimula la contracción para alumbrarla. Normalmente, sentirás el impulso de empujar la placenta o puede que se deslice hacia fuera si adoptas una posición erguida.

Una práctica recomendada y respaldada por la evidencia es el pinzamiento tardío del cordón umbilical que consiste en esperar al menos hasta que el cordón haya dejado de latir para cortarlo. ¿Sabías que en el nacimiento de tu bebé un tercio de su sangre está aún en el cordón umbilical y la placenta? El cordón umbilical sigue funcionando durante unos minutos después del nacimiento. Es por ello que si se corta precozmente estaremos privando a nuestro bebé de un tercio de su sangre. Con la medicalización del parto, pinzar y cortar el cordón inmediatamente después del nacimiento se convirtió en algo rutinario. Sin embargo, ahora sabemos todos los beneficios de esperar hasta que cesen las pulsaciones del cordón umbilical, una práctica respaldada por la Organización Mundial de la Salud.

Los últimos estudios han demostrado que es incluso mejor esperar a la expulsión de la placenta ya que el número de células madre en el cuerpo del bebé aumenta significativamente. Una tercera etapa natural asegura que tu bebé tenga toda la sangre de la placenta resultando en buenas reservas de hierro y suficiente sangre para llenar fácilmente los vasos alrededor de los pulmones, lo que facilita que el bebé respire.

Durante esta etapa, es importante abrazar a tu bebé haciendo **"piel con piel"**. Estar "piel con piel" le ayudará a regular la temperatura, las frecuencias respiratoria y cardiaca, le aliviará el estrés que provoca el nacimiento y facilitará el inicio de la lactancia materna. Es especialmente importante para madre y bebé hacer "piel con piel" inmediatamente después del nacimiento pero también, en las horas, días y meses posteriores.

Sentir tu calor y olor, le ayudará a buscar instintivamente el pezón, estableciéndose la lactancia materna de forma precoz y pudiéndose alimentar del calostro. Y por si todo esto fuera poco, está demostrado que el contacto piel con piel con tu bebé mejora sus habilidades cognitivas y ejecutivas, y aumenta su desarrollo físico incluso años después de haberlo practicado. Si la madre no pudiese hacerlo, el bebé debe hacer "piel con piel" con el acompañante y con la madre en cuanto sea posible.

En definitiva, la naturaleza ha creado un diseño sofisticado y perfecto para el nacimiento de nuestros bebés. Algo de esperar ya que la continuación de la especie depende de ello. Quizá, sorprendentemente, nunca habías oído hablar así de tu cuerpo ya que nuestra sociedad ve el parto como un proceso defectuo-so que necesita ayuda médica para iniciarse y desarrollarse de manera segura. Las intervenciones son maravillosas cuando son realmente necesarias y perjudiciales cuando no lo son.

El alumbramiento de la placenta

Una vez el bebé ha nacido, la placenta también debe salir. El alumbramiento de la placenta suele tardar entre unos minutos y una hora. Hay 2 opciones para alumbrar la placenta: el alum-bramiento dirigido y el natural.

Alumbramiento natural de la placenta

Tras dar a luz se espera a que toda la sangre del cordón um-bilical haya sido bombeada de vuelta al cuerpo de tu bebé an-tes de cortar el cordón umbilical, si es que decides cortarlo. Mientras haces "piel con piel" y se inicia la lactancia, estarás produciendo grandes cantidades de oxitocina que harán que se contraiga el útero y se expulse la placenta.

Las matronas que te acompañen se asegurarán de que tu sangrado se encuentra dentro de la normalidad y de que una vez expulsada la placenta, ésta está completa y no ha quedado ningún trozo dentro del útero. Para facilitar este proceso, si das a luz en una piscina de partos es posible que tu matrona te pida que salgas del agua para alumbrar la placenta y controlar tu sangrado.

Si has tenido un parto natural, es decir, sin ninguna intervención ni fármaco, es muy probable que alumbres la placenta de manera natural. Sin embargo, las intervenciones interfieren con el flujo de oxitocina natural y en partos intervenidos la recomendación general es optar por el alumbramiento dirigido.

Alumbramiento dirigido de la placenta

Se inyecta oxitocina sintética para contraer el útero y alumbrar la placenta con mayor rapidez. Antes de administrar la inyección, el cordón umbilical debe pinzarse y cortarse, por lo que puede interferir con el pinzamiento tardío si no se espera a que toda la sangre del cordón haya pasado al bebé. Si tienes riesgo de hemorragia postparto o tu parto ha sido intervenido siempre se recomienda el alumbramiento dirigido o farmacológico.

Concluyo este capítulo con el relato de parto de Laura Andreo, un parto natural después de cesárea, maravilloso y preparado con la primera edición de este libro en 2018:

Después del parto de mi primer hijo, tenía claro que ninguna de las decisiones planteadas en mi plan de parto había sido respetada. Este fue el detonante de que tuviera clarísimo que si en un futuro tenía otro hij@ sería yo la que lo trajese al mundo.

Después de investigar e investigar las mejores técnicas, encontré el libro de Hipnoparto de Carmen Moreno y me pareció de lo más interesante.

Tras leerlo aprendí lo que experimentaría mi cuerpo en cada fase y la grandeza del mismo me fascinó. Estuve practicando todos los ejercicios de respiración y visualización. Esto me ayudó a entender mi cuerpo, porque ocurría todo aquello, sobre todo que el parto llegaría cuando mi bebé y yo estuviéramos preparados, y que afrontarlo de una manera positiva iba a ser mi mayor logro en la vida, ya que desde siempre muchas mujeres nos han explicado lo doloroso que es y cómo recuerdan ese dolor de una manera negativa.

Por fin el día llegó y tras unas 6 horas en fase de dilatación, acompañada por mi marido y mi hijo de 3 años, sentí que era hora de ir al hospital.

Nada más llegar, el equipo que me atendió, que ya tenía en el historial anotado que mi bebé llegaría de una manera respetuosa, nos pasaron a la sala de partos naturales.

Las contracciones eran cada vez más intensas y mi cuerpo me pedía descansar entre contracción y contracción, calmada, respirando, visualizando.

Llegó el momento en que sin que nadie me dijese cuando, sabía que tenía que empujar.

Los pujos llegaron y yo solo necesitaba estar de pie agarrada a una barra. Con cada pujo veía por el espejo que tenía debajo como mi bebé asomaba su cabecita. En ese momento me sentía poderosa y fuerte, capaz de todo. Solo acompañaba a ese dolor que sentía, solo quería ser yo la que lo trajese al mundo. Los pujos duraron unos 6 minutos, recuerdo aquellos gemidos como algo profundo, salían de dentro de mis entrañas, algo ancestral.

Carles, el matrón, me dijo que en el siguiente pujo ya podría coger yo a mi bebé, y eso fue el mayor aliciente que he tenido en mi vida, el poder sacar a mi bebé con mis propias manos… fue algo mágico, precioso, lleno de amor.

Mi bebé lloraba y yo con él, de alegría. Una sensación de plenitud y gratitud. Yo había traído al mundo a mi hijo de la manera más maravillosa y respetuosa que podía haber, de una manera natural y eso era lo que siempre había soñado. Mi cuerpo siempre había estado preparado, solo tenía que preparar mi consciencia.

Una vez más dar las gracias a Carmen por compartir el hipnoparto, pues fue la ayuda necesaria para parir sin ayuda.

Laura Andreo, parto natural

17

UN GIRO
INESPERADO

*"El parto es un evento natural que en ocasiones nece-
sita ayuda médica, no un evento médico que a veces
ocurre de manera natural"*

Kemi Johnson

No hay preparación que pueda prometer el parto soñado.
No lo controlamos todo. Por muy relajada y preparada
que estés no puedes evitar una diabetes gestacional o
una colestasis, por nombrar algunas circunstancias especiales.
En cualquier caso, tu preparación nunca es en vano. **Las técnicas de hipnoparto también te ayudan a mantener la calma
cuando cambian las circunstancias y a afrontar situaciones
inesperadas con confianza para hacer preguntas y tomar las
mejores decisiones para ti y tu bebé.** Los mayores aprendizajes vienen, a menudo, de encontrarnos con lo desconocido y
hallar nuestro mejor camino.

El hipnoparto prepara tu cuerpo y mente para funcionar como
la naturaleza lo ha previsto, e incluso cuando surgen circunstancias médicas, el hipnoparto ayuda a mantener la calma y el control a la hora de tomar decisiones. La idea es enfocar nuestra
atención a lo que queremos, manteniendo una mente abierta
a todas las opciones ya que algo que de entrada no nos encaja
puede convertirse en el nacimiento que nuestro bebé necesita.

Un parto positivo es un parto en el que tienes libertad de decisión, acceso a información y te sientes en control, empoderada y respetada. Un parto que afrontas con seguridad, confianza y sin miedo. Un parto que recordarás con orgullo y satisfacción, sea como sea, sabiendo que elegiste lo mejor en tus circunstancias.

Un parto positivo no tiene por qué ser natural, sin epidural o en agua. Simplemente, tiene que ser **un parto consciente e informado en el que tomas decisiones desde el conocimiento y no desde el miedo**. Puedes tener un parto positivo por cesárea o un parto positivo en casa.

Casi a diario recibo mensajes de madres que han tenido un parto maravilloso acorde con sus preferencias. Esos mensajes me llenan de alegría. De vez en cuando, recibo mensajes, cuando no pudo ser o las cosas no salieron como se esperaba. Esas historias también pueden vivirse como positivas y empoderadoras, aunque no siempre lo son. A menudo, las madres relatan cómo pudieron mantener la calma y gestionar situaciones desafiantes de la mejor manera posible gracias al trabajo de preparación realizado durante el embarazo.

El parto es impredecible. A veces podemos, peligrosamente, transformar un deseo en una exigencia. Por ejemplo, "quiero tener un parto natural". Fácilmente puede convertirse en "tendré a mi bebé de manera natural y si no habré fracasado". Es algo que hacemos en nuestro día a día "tengo que hacer la presentación del trabajo perfecta, si no habré fracasado". En el hipnoparto **nos preparamos para el parto que queremos manteniendo una mente abierta** para afrontar otras situaciones que se salen de nuestras preferencias.

El parto es parto sea como sea y puedes tener una experiencia positiva independientemente de cómo sea sabiendo que has tomado las mejores decisiones para ti y tu bebé. Existe una dicotomía en cómo se presentan las opciones en el parto. Puede parecer que una opción es buena y la otra es mala. O sigues la corriente y lo que establecen los protocolos o te opones. El problema con esta dualidad es que no da lugar a otros matices ni a la flexibilidad. No hay malas decisiones. Hay decisiones que tomas sabiendo que es lo mejor en tus circunstancias, con la información y recursos que tienes en ese momento. Pasado un tiempo puede que cambies de opinión y aparezcan las dudas. Aún así, tomaste las mejores decisiones con los recursos que tenías en ese momento.

La importancia de tomar un papel activo

Hacer preguntas y tomar tus propias decisiones determinará cómo vives la experiencia. El parto no es patológico. Eres una persona inteligente, adulta, con derechos, que lleva un milagro dentro y tiene todo el derecho del mundo a tomar sus propias decisiones. Muy a menudo, las madres se encuentran bajo presión de aceptar ciertas intervenciones sin entenderlas por completo. Estas intervenciones, a veces, se basan en los protocolos hospitalarios que a menudo no cuentan con ninguna evidencia que los respalde. Otras veces, son muy necesarias cuando existe alguna condición en madre o bebé.

Elijo lo mejor para mí y mi bebé en mis circunstancias

Todas las intervenciones tienen riesgos y beneficios. TODAS. Si te presentan los beneficios de hacer algo y los riesgos de no hacer nada, no tienes la información necesaria para tomar una decisión informada.

La siguiente tabla te ayudará a hacer preguntas para tomar **decisiones bien informadas**.

Para acordarte, recuerda la palabra cerebro en inglés "BRA-IN": Beneficios, Riesgos, Alternativas, Instinto y Nada.

B R A I N

BENEFICIOS	RIESGOS	ALTERNATIVAS	INSTINTO	NADA
¿Qué beneficios tiene el procedimiento sugerido?	¿Qué riesgos tiene? ¿Cómo afectará a mi bebé?	¿Qué alternativas hay? No significa que las alternativas sean la mejor opción pero si no conoces tus opciones, no tienes ninguna	¿Qué te dice tu instinto?	Nada es a menudo una opción muy válida, hasta que hay un motivo de peso para intervenir. ¿Qué pasa si esperamos y no hacemos nada ahora/ en dos horas / un día / una semana? ¿podemos tomarnos cinco minutos para decidir?

📍 **Ejercicio práctico**

Preguntas útiles

Familiarízate junto a tu acompañante con estas preguntas que pueden ser útiles:

- ¿Estamos yo o mi bebé en peligro?

- ¿Me puedes explicar con más detalle en qué

consiste la intervención?

- ¿Hay otras opciones que podríamos considerar antes?

- ¿Cómo afectará la intervención a mi parto? ¿Cómo afectará a mi bebé?

- ¿Propones este procedimiento porque es parte del protocolo del hospital o está basado en evidencia científica? Si hay evidencia que lo respalde, me gustaría acceder a esa información para tomar una decisión.

- ¿Podemos esperar 5 minutos / 2 horas / 1 semana y después decidir?

- ¿Qué alternativas hay?

- ¿Podrías dejar tu recomendación por escrito?

A veces, llevar las preguntas que quieras hacer por escrito ayuda a ser más asertiva y a no dejar nada en el tintero. Si te cuesta preguntar, imagina que estás a punto de pedir una hipoteca o comprar algo que requiera una gran inversión, ¿harías todas las preguntas posibles? Probablemente, tu respuesta sea un sí rotundo. Entonces, ¿por qué no hacer lo mismo para el nacimiento de tu bebé?

El riesgo es subjetivo y depende de la interpretación de cada persona. Cuando hablamos de riesgos y se nos presentan cifras, es importante diferenciar entre riesgo absoluto y riesgo relativo. Cómo recibimos la información tiene un impacto en el proceso de decisión. Me gusta hacer la comparación con la compra de un vehículo. Si quieres comprar un coche negro y al informarte te dicen que con uno blanco tienes un 50% menos de probabilidades de sufrir un accidente (riesgo relativo), quizá cambias de opinión. Sin embargo, si te explican que con un coche negro 2 de cada 1.000 conductores tuvieron un accidente comparado con uno de cada mil conductores de coches blancos (riesgo absoluto), quizá el riesgo no te resulte tan significativo como para cambiar de opinión. O puede que necesites más información para tomar una decisión: ¿Cuánta experiencia al volante tenían los conductores del estudio? ¿Habían tenido accidentes anteriormente? Y así, decidir con más información.

Veámos un ejemplo aplicado al parto. A pesar de que un embarazo normal dura entre 37 y 42 semanas, se ofrece la posibilidad de inducir ya en la semana 41 de gestación. Esto se debe a que el riesgo de muerte fetal aumenta estadísticamente a partir de la semana 38 y tiene un aumento significativo en la semana 42. La evidencia nos dice que el riesgo de muerte fetal durante el embarazo disminuye con cada semana del embarazo, llegando al riesgo más bajo en la semana 38 e incrementando en semanas posteriores (Rydahl et al. 2019).

Las siguientes afirmaciones son ciertas y además, dicen exactamente lo mismo. Leelas y observa qué despiertan en ti. ¿Cómo te sientes?

1. El riesgo de muerte fetal aumenta en un 43% en la semana 40, un 59% en la 41 y un 88% en la 42 respecto a la semana de gestación anterior (riesgo relativo). Por eso, tienes la opción de inducir el parto en la semana 41 y no se recomienda pasar de la semana 42 de gestación por protocolo (Rydahl et al. 2019).

2. El riesgo de muerte fetal aumenta de 4 bebés por cada 10.000 en la semana 39 a 7 de cada 10.000 en la semana 40, 17 de cada 10.000 en la semana 41 y 32 de cada 10.000 en la semana 42 (riesgo absoluto). Por eso, tienes la opción de inducir el parto en la semana 41 y no se recomienda pasar de la semana 42 de gestación por protocolo (Rydahl et al. 2019).

Probablemente habrás observado el impacto emocional de recibir la información en formato de riesgo relativo y al leer los datos en números absolutos te ha tranquilizado que sean tan bajos, de ahí a que los expresemos por cada 10.000 nacimientos. A pesar de tener la información en números absolutos, como en el segundo caso, te invito a que además hagas preguntas para poder decidir lo mejor en tu caso, ¿hay otros factores de riesgo? Por ejemplo, diabetes o sobrepeso. Finalmente, para poder decidir deberías conocer también los riesgos de una inducción y valorar qué es lo mejor para ti y tu bebé. Lamentablemente, el riesgo cero no existe en ninguna decisión que tomemos en la vida, y el parto no es una excepción.

Ya que hemos introducido el tema de la inducción al parto, vamos a hablar un poco más de diferentes circunstancias que pueden surgir hacia el final del embarazo y que son muy habituales. No pretendo cubrir todos los escenarios, para eso están los profesionales de la salud, pero sí algunas de las situaciones más habituales que me he encontrado en parejas que han asistido a mis clases o compartido su experiencia después de leer este libro.

Fecha Probable de Parto (FPP)

En una sociedad en la que prima la prisa y la inmediatez, estamos acostumbradas a tener todo inmediatamente, hemos perdido el arte de esperar. ¿Cuánto dura el embarazo? ¿9 meses? Ese es el consenso y lo que siempre hemos dado por hecho. Al quedarte embarazada descubres que son 40 semanas y te dan la FPP (Fecha Probable de Parto). Sorprendentemente, este cálculo no está basado en ciencia o en la observación del embarazo humano. Se basa en una mención en la biblia y el trabajo de un botánico.

Las 40 semanas están basadas en la Regla de Naegele. A mediados del siglo XVIII, un botánico llamado Harmanni Boerhaave creó un método para calcular la FPP basándose en una mención en la biblia donde se afirmaba que el periodo de gestación en humanos es de 10 meses lunares. Un ginecólogo alemán llamado Franz Naegele publicó el método a principio del siglo XIX. Y de ahí las 40 semanas, que no en todo el mundo son 40. Nuestros vecinos franceses, por ejemplo, cuentan 41 semanas de embarazo para calcular la FPP. Así que mientras que en muchos países a las 41 semanas ya se empezaría a hablar de inducción, en Francia aún quedaría una semana. La OMS afirma que el embarazo dura entre 37 y 42 semanas.

La filosofía del hipnoparto defiende que **los bebés llegan cuando están listos, mayoritariamente entre la semana 37 y 42 de embarazo pero también, en ocasiones, antes o después**. Todos somos diferentes y sería muy extraño que todos los embarazos tuviesen la misma duración. Así como en una tomatera no todos los tomates maduran a la vez. Si intentas arrancar un tomate antes de que madure, tendrás que estirar fuerte, será más difícil arrancarlo y necesitarás más esfuerzo. Mientras que si está maduro se desprenderá fácilmente.

Mi bebé llegará en el mejor momento, cuando esté listo

Si tu FPP llega y tu bebé no ha llegado, y es muy probable que así sea, puede que te sientas presionada. Puede que tu familia y amigos te bombardeen con mensajes bien intencionados sobre si el bebé ha nacido ya. En mis clases de hipnoparto siempre recomiendo a los padres dar a todo el mundo una FPP 1 o 2 semanas después de la real. Si ya la has compartido siempre puedes decir que después de una ecografía te la han cambiado.

Por último, tu matrona o ginecóloga puede que te dé cita para una inducción pasada tu FPP. Si existe una razón clínica, la inducción está justificada. Una razón clínica se da cuando hay un motivo o condición por la que el bebé estará más seguro fuera que dentro del útero. Sin embargo, si la inducción se propone simplemente por las fechas, por rutina, por seguir el protocolo del hospital o porque se estima que tu bebé es grande, es importante cuestionar la justificación médica y tener en cuenta los riesgos y beneficios de ambos procedimientos y alternativas. Una vez valorados los pros y contras, podrás tomar una decisión informada. Recuerda que un embarazo normal dura entre 37 y 42 semanas.

Separación o desprendimiento de membranas (maniobra de Hamilton)

La separación o desprendimiento de membranas, también conocida como maniobra de Hamilton, es una maniobra que realizan ginecólogos/as o matronas cuando el embarazo ha llegado a término y las condiciones del cuello uterino son favorables a la dilatación e inicio del parto. El propósito es desprender del cuello uterino las membranas que rodean al bebé.

Sarah Wickham en su libro sobre inducción publicado por AIMS (Asociación para la Mejora de los Servicios de Maternidad) concluye que las técnicas de estimulación del parto como la separación de membranas o la maniobra de Hamilton, no son benignas. Muchas mujeres aceptan este tipo de intervenciones para evitar una inducción totalmente medicalizada pero estos son en sí métodos de inducción. Este tipo de intervenciones suelen llevar a molestias, hemorragias y contracciones irregulares y poco productivas. La evidencia al respecto es algo contradictoria. Mientras que hay evidencia de que cuando se realiza en la semana 41 reduce las posibilidades de llegar a la semana 42 en un 41% (De Miranda, E. et al 2006), otro estudio evaluó su uso a partir de la semana 40 concluyendo que no redujo el número de inducciones en la semana 42 (Wong, S. F, 2002). Así mismo, la última revisión de Cochrane concluyó: "El uso rutinario de la separación de membranas a partir de las 38 semanas de embarazo no parece producir beneficios clínicamente importantes. Cuando se usa como un método para la inducción del trabajo de parto, la reducción en el uso de métodos de inducción más formales debe equilibrarse con el malestar de la mujer y otros efectos adversos" (Boulvain et al 2005: 2).

Esto sugiere que puede ser efectiva en la semana 41 pero no parece serlo antes. De todos modos, para poder realizar esta maniobra se necesita que el cuello del útero ya esté algo dilatado por lo que si puede hacerse con efectividad es porque ya se han dado algunos cambios en nuestro cérvix y nuestro cuerpo se está preparando. Por este motivo, cuando funciona es difícil saber si realmente ha ayudado o si el parto se hubiese desencadenado de todos modos.

En conclusión, recuerda BRAIN para decidir de manera consciente. Se trata de una forma de inducción al parto y, por lo tanto, interfiere con el proceso natural.

Inducción del parto

Esto nos lleva a hablar de la inducción del parto. Toda madre que elija ser inducida debe ser consciente del impacto que tiene esta en madre y bebé. Si hay un motivo clínico, la inducción está justificada y puede ser la mejor opción, pero aun así, es bueno saber qué esperar. Un motivo clínico puede que se haya roto aguas y hayan pasado más de 48 horas sin que se inicie el parto, preeclampsia, diabetes gestacional o colestasis pero en ningún caso, el hecho aislado del tamaño del bebé o las vacaciones de Navidad. Sí, has leído bien, justo antes de Navidad aumentan muy significativamente los partos inducidos.

Un parto inducido es muy diferente al parto espontáneo. Se administran hormonas sintéticas artificiales que causan olas uterinas más intensas que las que se dan de manera natural y se inhibe la producción de betaendorfinas (hormonas calmantes naturales). En un parto natural las hormonas del parto estimularían de manera natural la producción de calmantes naturales y además entre ola uterina y ola uterina la naturaleza nos da un descanso.

Las hormonas sintéticas también tienen efectos secundarios

para madre y bebé por lo que se monitorea más. Algo que a su vez puede limitar el movimiento de la madre y hacer el parto más incómodo. Lejos de asustar, mi intención es transmitir que no es solo una manera de conocer a tu bebé antes, sino que es una gran intervención y como tal, requiere que decidas de manera consciente y valorando los pros y contras. Dicho esto, la inducción es el mejor camino y el nacimiento que necesitan muchos bebés y puede ser una experiencia positiva y empoderadora.

Cómo tener un parto inducido positivo

El primer paso es **estar convencida de que la inducción está justificada clínicamente y es absolutamente necesaria**. El segundo es saber que **puedes aplicar todo lo aprendido en el libro**. Crea un entorno que favorezca a la relajación y utiliza tus anclajes. La respiración te ayudará a mantener la calma y a sobrellevar mejor las olas uterinas. Busca afirmaciones que te empoderen. Mantén tu atención en el proceso de parto. Comunícate con tu bebé, cuéntale que estás lista para conocerle al otro lado de la piel y conecta con el proceso del parto. Al forzar el inicio del parto de manera artificial a tu cuerpo le costará más producir las hormonas del parto. Por eso, todo lo que hagas para facilitar que fluya la oxitocina jugará a tu favor: un entorno cuidado, relajación, seguridad, libertad de movimiento y, en definitiva, entregarte al proceso en cuerpo y alma. Es tu parto y puedes vivirlo de manera positiva y empoderadora.

No era lo que había planificado en absoluto. Yo, que había leído muchos libros, tenía toda la información, había hecho el curso de hipnoparto presencial con Carmen Moreno, que además estaba muy conectada con mi bebé… ¡Iba a tener un parto inducido!

[...]

Recuerdo que cuando vino mi matrona a buscarnos me puse a llorar. No quería más inducción, me daba miedo. Quería un parto natural. Quería sentir a mí bebé salir. Pero tenía miedo de que la oxitocina hiciese que no lo soportara.

Me volvió a tranquilizar: "Ana, hay muchas cosas que podemos hacer. Estate tranquila".

Al entrar en la habitación todo cambió ¡Olvidé que estaba en un hospital! Las luces casi apagadas, el olor que había, el color morado, mi favorito.

[...]

Yo solo los veía sonreír. A todos. Decirme lo bien que lo había hecho. Que Adrián estaba bien. Y rápidamente lo pusieron en mi pecho. Le taparon con una toalla calentita y mi marido y yo llorábamos al verle tan pequeñito y valiente. Le hablábamos. Nos presentábamos. Le olía. No podía creerlo. Después salimos del agua para alumbrar la placenta e hicimos casi 3 horas de "piel con piel". Fue increíble. Ya no había dolor. Es más, yo me había transformado. Mi vida se había transformado y mi relación de pareja, porque esa vivencia con mi marido nos ha unido para siempre. Subimos a la habitación y elegí no dormir, solo quería mirar a mí bebé. Había sido capaz de tener el parto de mis sueños y aprender de mi cuerpo lo increíblemente poderoso que es. Un cuerpo de diosa, que engendra y trae vida de la forma más increíble posible.

Ana León, parto inducido

El tercer paso es informarte de **cómo es el proceso en tu hospital y qué opciones tienes**. Puedes imaginar como una escalera en la que cada peldaño es una intervención.

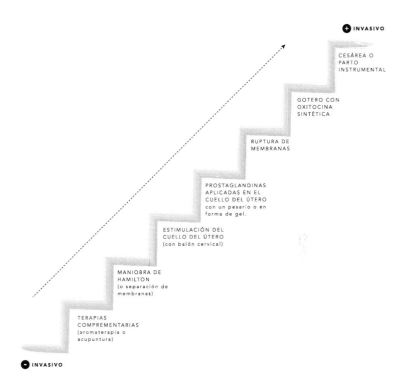

INVASIVO

CESÁREA O
PARTO
INSTRUMENTAL

GOTERO CON
OXITOCINA
SINTÉTICA

RUPTURA DE
MEMBRANAS

PROSTAGLANDINAS
APLICADAS EN EL
CUELLO DEL ÚTERO
con un pesario o en
forma de gel.

ESTIMULACIÓN DEL
CUELLO DEL ÚTERO
(con balón cervical)

MANIOBRA DE
HAMILTON
(o separación de
membranas)

TERAPIAS
COMPREMENTARIAS
(aromaterapia o
acupuntura)

INVASIVO

Construye tu propia escalera imaginaria en base a las opciones a tu disposición en tu hospital e infórmate también de todos los recursos disponibles para gestionar las sensaciones del parto. Por ejemplo: bañera, ducha, liana, pelota suiza, máquina TENS[2], epidural, etc. Durante la inducción date tiempo para subir los peldaños que necesites y toma la decisión de subir cada escalón utilizando BRAIN. Puede que con el primer o segundo peldaño sea suficiente o puede que tengas que subir alguno más.

_____

[2] _La máquina TENS emite unas corrientes en la zona lumbar mediante electrodos que estimulan la liberación de endorfinas, los analgésicos naturales del propio organismo, e interfieren con la percepción del dolor. Hay evidencia de que es útil en las primeras fases del parto._

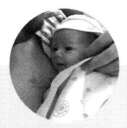

Tras varias horas de oxitocina y habiendo subido a la dosis que el ginecólogo consideraba máxima, me realizaron otro tacto, y vieron que la inducción fallaba porque había una descompensación cefalopélvica y, aunque mi útero lo estaba dando todo, al no encajarse la niña no dilataba. Seguía de 1 centímetro. Tras hablarlo, me propusieron cesárea y acepté, pues pensé que era la mejor decisión en mi caso. En el quirófano, intenté concentrarme en respirar y visualizar a mi pequeña, a la que llevaba tanto tiempo imaginando. ¡La iba a conocer por fin! Durante la administración de la epidural, respiré una vez más y hasta me felicitaron por lo quieta que estaba. Parece increíble pero estaba calmada. Todo el personal me trató con un cariño increíble y siempre les estaré agradecida. Y de pronto, ese momento en el que tu cerebro hace "clic" para siempre, oyes el llanto de tu bebé y sabes que lo ha logrado, que lo habéis logrado. Ese instante te enseña lo contradictoria que es la maternidad: sentí la alegría más inmensa y el vacío más asolador, por fin te iba a ver la carita, pero para ello, tenías que salir ahí fuera, ya no sería tu respiración, tu cuevita, tu alimento sin saber lo que es el hambre, ni la sed, ni el frío, ni el calor o el dolor. Yo solo lloraba, sin saber si era alegría o tristeza, ahora sé que pueden ser ambas a la vez. Y por fin me miraste, mi vida, me miraste a los ojos, dejaste de llorar y vi en ti a mi familia, te conocía y tú a mí, me veía en tu mirada. Ese instante quedará grabado para siempre en lo más profundo de mi esencia.

Beatriz, inducción y cesárea

Parto Instrumental

Un parto instrumental tiene lugar cuando el bebé ya ha descendido por el canal del parto y es necesario que nazca rápidamente. Para ello se utiliza un instrumento, de ahí el nombre de instrumental, que puede ser una ventosa o fórceps. Recuerda utilizar BRAIN para tomar una decisión. En mis cursos siempre recomiendo que te tomes un momento para decidir y abrazar ese camino con calma y positividad.

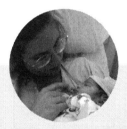

En ese momento, me sentí muy empoderada, pues aunque las cosas no estaban saliendo como me había imaginado, entre esas 2 opciones elegí la instrumentalización. A los pocos minutos, de una manera muy animal, sentí salir a mi hija y la pusieron en mis brazos. Lo demás me daba igual. Había mucha gente en el paritorio y desaparecieron para mí. Solo recuerdo decir, "Paula, hija mía, lo has hecho genial, qué campeona" y sentir mucha emoción durante esos primeros minutos. Del paritorio nos trasladaron directamente a una sala de lactancia donde estuvimos 2 horas haciendo "piel con piel". Está claro que no fue el parto que me había imaginado, pero en todo momento me sentí dueña de mis decisiones y respetada por el equipo médico del hospital. La mejor experiencia de mi vida.

Patricia, parto instrumental

Cesáreas

Las cesáreas salvan vidas y es de agradecer que esta tecnología esté a nuestra disposición de ser necesaria. Con tantos avances y opciones deberíamos afrontar el parto con menos miedo que nunca.

Tener una experiencia positiva en un parto por cesárea requiere preparación porque normalmente no solemos pensar en esa posibilidad. Seguramente has escuchado hablar de las cesáreas programadas o electivas y las cesáreas de emergencia. Sin embargo, hay un tercer tipo que es el más habitual y que se nombra poco y son las no programadas. La programada es cuando antes de que se inicie el parto de manera espontánea ya se ha decidido que el bebé nacerá por cesárea y se elige de antemano. Las no programadas y de emergencia suelen confundirse llamándolas casi siempre de emergencia. Aquí el lenguaje nos juega una mala pasada alimentando la idea de que el parto es muy arriesgado y todo sucede de un momento a otro.

La cesárea no programada es la que tiene lugar durante el trabajo de parto. Surge alguna circunstancia por la que se decide que el mejor nacimiento es por cesárea. Por ejemplo, un parto que no avanza o que el bebé empiece a dar señales de que está encontrando el parto difícil. En la gran mayoría de casos hay tiempo para tomar la decisión, para que la madre y su acompañante se preparen para entrar a quirófano y, por qué no, para hablar de tus preferencias. Sin embargo, a menudo las madres viven este proceso con falta de información, presión para tomar una decisión con rapidez y posiblemente sienten que se trata de una emergencia y lo perciben como tal. ¿Recuerdas cuando hablábamos de BRAIN y de la importancia de preguntar si puedes esperar unos minutos para tomar una decisión? Informarte determinará cómo vives ese proceso. Ocasionalmente, puede surgir alguna circunstancia que requiera una cesárea con inmediatez, estas son cesáreas por una urgencia en las que, por lo general, peligra la vida de madre o bebé y se administra anestesia general a la madre y el acompañante no está presente.

Me parece útil conocer esto para poner en perspectiva todos los relatos de parto que has escuchado. Si hubo tiempo para que el acompañante se preparase y la madre estaba despierta, probablemente fue una cesárea no programada pero no de emergencia. A menudo, las cesáreas no programadas se perciben siempre como urgentes y esa percepción de peligro y urgencia puede hacer que sean experiencias muy duras. Si la madre lo vive así, también lo transmitirá así.

En el caso de las cesáreas de emergencia, una minoría, es posible que haya poco tiempo para informar y que sea tu acompañante quien velará porque se respeten tus deseos tras el nacimiento. En las cesáreas no programadas, la mayoría, serás tú quien tome la decisión y podrás exponer tus preferencias. Haber dejado por escrito en tu plan de parto tus preferencias de antemano será de gran ayuda en esta situación, hablaremos de este documento en el capítulo 18. Si es una cesárea programada puedes no solo plasmarlo en tu plan de parto si no hablar con tu equipo médico por adelantado para dejar claras tus preferencias.

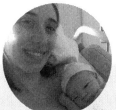

El equipo médico nos recomendó cesárea, dado que un parto prolongado era incompatible con la miomectomia y la niña todavía seguía sin estar encajada.

Pedimos que nos dejasen un rato para hablar y tomar una decisión. Y así fue, nos dejaron a solas para que pudiéramos valorar.

En ese momento pensé tanto en ti… Nos ayudó tanto el BRAIN (Beneficios, Riesgos, Alternativas, Instinto y Nada) y las respiraciones.

Finalmente, optamos por la cesárea y no pudo ser un parto más maravilloso. Mi mujer estuvo conmigo todo el rato. Vimos salir a nuestra bebé y nos la pusieron "piel con piel" de inmediato y con las dos manos libres.

El empoderamiento, además, nos ayudó también en las primeras noches, todavía sin leche y la presión y amenaza de suplementos. Hoy la lactancia está siendo fantástica.

Meritxell, cesárea no programada

¿Qué opciones tengo en una cesárea?

El nacimiento es un momento trascendental y sagrado, suceda cómo suceda. Te animo a que busques información sobre las cesáreas humanizadas o respetuosas que son aquellas que son absolutamente necesarias y en las que la madre ha participado en la toma de decisiones y se han respetado sus necesidades físicas y emocionales. Las preferencias de la madre se tienen en cuenta y ciertos elementos del parto natural se mantienen. Una cesárea humanizada es aquella en la que la madre elige, dentro de lo posible, cómo nacerá su bebé.

La preparación al parto con hipnoparto desde el método de Parto Positivo ayuda a que seas consciente de tus opciones para crear una experiencia personalizada. Puede que te sorprendan todas las opciones que tienes, hay muchas y no tienes por qué quererlas todas. Aun así, es bueno saberlas todas porque **si no conoces tus opciones, no tienes ninguna**. Elige lo que más se ajuste a tus necesidades y preferencias.

En tu plan de parto, por ejemplo, puedes cubrir:

- La colocación del gotero en tu mano no dominante para poder coger a tu bebé con más facilidad.

- Los electrodos colocados de manera que haya espacio para poder hacer piel con piel.

- Iniciar la lactancia en el mismo quirófano si así lo deseas.

- Pinzamiento tardío del cordón umbilical.

- Luz tenue en quirófano (excepto alrededor de la incisión).

- Que el quirófano se mantenga en silencio para que sea tu voz lo que el bebé escuche por primera vez o una canción de tu elección.

- Nacimiento del bebé con suavidad y lentamente.

- Piel con piel inmediato e ininterrumpido.

No olvides preguntar y pensar en tus preferencias. Aunque tu hospital no lo ofrezca de manera rutinaria, es muy posible que puedan acomodar tus preferencias. A continuación te dejo un pequeño fragmento del parto por cesárea programada de Elisabeth a causa de un mioma que obstruía el canal del parto:

Todo el personal me agradeció que hubiera pedido cambiar el protocolo, era la primera vez que se hacía algo así en ese hospital y aunque por causa de las instalaciones no siempre será posible que se vuelva a hacer, prometieron reunirse e intentar solucionar esos problemas logísticos para que en el futuro más mamás pudieran tener una cesárea más humanizada.

¿Cómo pongo en práctica las técnicas de hipnoparto en un parto por cesárea?

Muchos de los cambios que atravesarás durante el embarazo y la práctica de los ejercicios ya te ayudarán a integrar un cambio de planes. Si decides que una cesárea es el mejor camino para ti y tu bebé, ¡ese es el momento de poner en práctica todo lo aprendido! Cuida el entorno en la medida de lo posible ¿Es posible escuchar tu música en quirófano? ¿Pueden apagar las luces y dejar solo las que alumbran la incisión? ¿Cuáles son tus preferencias? Durante el nacimiento puedes combinar la respiración ascendente con una visualización o imaginando que ayudas a tu bebé a nacer, por ejemplo visualizando que pujas desde el corazón. Repetir un mantra te ayudará a mantener tu mente enfocada. Aún hay hospitales que separan a madre y bebé tras una cesárea. Mi deseo es que esas separaciones, en la inmensa mayoría de casos no justificadas, dejen de darse y que se trate al nacimiento con el respeto que merece. Sin embargo, es una realidad inevitable en muchas ocasiones y a continuación veremos cómo podemos sobrellevarla de la mejor manera posible.

Recorrí todos los hospitales de mi ciudad, públicos y privados, para ver cuál tenía la cesárea más respetada y humanizada. Para mi sorpresa, el hospital donde se encontraba mi ginecólogo de confianza era el menos respetuoso en cuanto a cesáreas (aunque sin gran diferencia con respecto al resto), la reanimación la haces sola y te dejan separada del bebé y del padre unas 2 horas.

Sé que sin el curso no habría tenido el valor de pedir que las cosas cambiaran pero gracias a ello, me empodere y algunas semanas antes del parto decidí hablar con mi ginecólogo. Le dije que quería que él asistiera mi cesárea porque él era el que me hacía sentir segura y que en él confiaba al 100% pero a su vez que no estaba de acuerdo con el protocolo de las cesáreas del hospital y si tenía que recurrir a otro hospital, lo haría. Le expresé que no quería que me separaran de mi hija. Él entendió mi decisión y se mostró muy comprensivo en todo momento, llamó a la matrona directamente y le comentó mis necesidades y lo hablaron con el resto del personal. Me dijo que no me preocupara, que llegado el momento iban a respetar mi decisión y que él estaría ahí para recordárselo al resto del personal. Eso me tranquilizó muchísimo, me sentí orgullosa de haber sabido transmitir mis necesidades y no puedo estar más agradecida porque sé que sin el curso de Parto Positivo jamás hubiera tenido el valor de pedirlo.

Nos programaron la cesárea pero una semana antes, en una visita rutinaria, descubrieron que me había quedado sin líquido amniótico y me ingresaron. Había llegado el día. Estuve tranquila en todo momento, me sentía segura… Durante la cesárea puse en práctica la respiración ascendente, que me ayudó a relajarme muchísimo y mantener los nervios a raya. El personal fue muy cariñoso conmigo y desde el momento en que entré en quirófano no pararon de apoyarme y hacerme sentir segura. A los 5 minutos de empezar, la matrona me dijo: "Tu niña preciosa ya está aquí" y de repente las palabras de mi ginecólogo, esa frase que jamás olvidaré:"¡Venga Aina, a vivir!" e inmediatamente escuché su llanto, ese sonido que cambió mi vida para siempre.

Cuando me la pusieron encima todo el personal se quedó en silencio para que mi hija pudiera centrarse en mi voz. Siempre recordaré ese momento de respeto absoluto hacia nosotras. Después se la dieron a mi marido mientras terminaba mi operación. Ese poco rato que estuvimos separadas visualicé un cordón dorado entre nosotras dos, tal y como me recomendaste unos días antes, un cordón que nos unía, que brillaba con fuerza cada vez que yo respiraba y que nos hacía estar conectadas a pesar de estar separadas, eso hizo que esos minutos se me hicieran mucho más llevaderos.

Veinte minutos después, estaba en la sala de reanimación, con mi niña en brazos, feliz, orgullosa y empoderada. Enseguida nos subieron a la habitación para acabar de hacer allí la reanimación y que mi marido estuviera con nosotras.

Elisabeth, parto por cesárea

Y si... ¿hay separación?

Algo que aterroriza a la mayoría de madres es la posibilidad de separación tras el nacimiento. Esto debería únicamente suceder cuando el bebé nace con alguna condición que requiere atención de inmediato y, por lo tanto, la separación está absolutamente justificada.

El siguiente ejercicio para fomentar la conexión con tu bebé puede ser de gran ayuda, no solo para ese escenario si no para fortalecer el vínculo entre ambos:

📍 **Ejercicio práctico**

Meditación para conectar con tu bebé - El cordón dorado

Ponte cómoda y respira con tranquilidad. Haz un par de respiraciones profundas y utiliza la respiración ascendente. Cuando estés lista, al inhalar, visualiza un cordón dorado desde tu corazón hasta tu bebé. Conforme respiras, el cordón brilla con más fuerza. Al exhalar, se hace más grueso. Tómate unos segundos para pensar qué quieres mandarle a tu bebé. Quizá amor, ternura, paz o gratitud. Una vez lo tengas inhala amor y al exhalar siente como se lo mandas a tu bebé y tu bebé te lo transmite de vuelta. Cuando exhales de nuevo mándale lo que quieras y recíbelo de vuelta. Continúa visualizando el cordón dorado y respirando. Si lo deseas puedes añadir un mantra como: "Yo y mi bebé estamos unidos por y para siempre".

El ejercicio anterior nos ayuda a conectar con nuestro bebé. En el caso de una separación justificada puedes ponerlo en práctica para mantener tu cuerpo, mente y hormonas en un estado de calma para que cuando se produzca el encuentro con tu bebé, éste sea lo más amoroso y tranquilo posible. El objetivo del ejercicio es que continues produciendo oxitocina. Más allá de mejorar tu experiencia, sabemos que la oxitocina es necesaria para el vínculo, la lactancia y su presencia disminuye la probabilidad de depresión postparto.

Yo y mi bebé estamos unidos
más allá de lo físico

A menudo, me encuentro con la pregunta de si el curso o el libro de Parto Positivo® es útil si el parto es inducido, por cesárea o con epidural. Mi respuesta es ¡por supuesto que sí! Es especialmente útil si te encuentras ante circunstancias que se desvían de lo que la naturaleza ha previsto. Te permite vivir tu experiencia desde la calma y el empoderamiento. Cuando todo fluye no utilizarás nada o quizá solamente la respiración o una afirmación en un momento dado. **El hipnoparto es un programa educativo con el que transformas tus creencias y trabajas en posibles bloqueos de cara al nacimiento de tu bebé para tener la mejor vivencia posible en cualquier escenario.**

EL PLAN (PREFERENCIAS) DE PARTO

El plan de parto es un documento en el que puedes dejar claras y por escrito tus preferencias, necesidades, deseos y expectativas sobre el proceso del parto y el nacimiento de tu bebé. La redacción del plan de parto puede ser muy útil para trabajar en miedos o inseguridades respecto al parto y para que el personal sanitario que te acompañe pueda hacerlo de manera personalizada.

Hay personas que prefieren llamarle "preferencias de parto" ya que la palabra "plan" puede incitar al pensamiento lineal en el que nos encerramos en lo que queremos. Hay quienes argumentan que es mejor no hacerlo como mecanismo de protección si el parto no se desarrolla como se espera. Esto se basa en la idea errónea de que el plan de parto se basa solo en tus preferencias para tu parto soñado y que no cubre otros escenarios. Este tipo de pensamientos evitativos son un mecanismo de protección. Evito decidir o pensar en lo que realmente quiero para no decepcionarme si mis deseos no se cumplen. Si lo llevamos a otro terreno esta actitud es claramente evasiva. Por ejemplo, saber que es posible que hagas una parada inesperada o que cambies de ruta no te impide configurar el navegador o tu aplicación en un viaje por carretera.

Además, el plan de parto no tiene por qué encerrarse únicamente en tu plan A. Incluso me atrevo a decir que no debe hacerlo. Si has planeado una boda u otro evento importante, probablemente tenías un plan B por si llovía. Por eso, te invito a pensar en qué quieres y qué no quieres en el mejor escenario pero también, ¿qué querrías si tu mejor camino fuese una cesárea? ¿Y en un parto instrumental? ¿Conoces tus opciones? Una vez hayas pensado en esos escenarios "B" continúa poniendo tu foco en el plan A. **Lejos de crear rigidez en nuestras expectativas el plan de parto nos ayuda a abrir nuestra mente y a dar cabida a escenarios en los que posiblemente no pensaríamos**. Este simple ejercicio ya hará que afrontes el parto con una mente más abierta porque has dedicado unos minutos a contemplar otras posibilidades.

La importancia del plan de parto ha sido reconocida por organismos oficiales y desde ya hace unos años en España el Ministerio de Sanidad tiene su propia plantilla, documento al que enlazo en la sección de recursos de este libro. Existen muchas plantillas con el objetivo de facilitar la elaboración del plan de parto. Sin embargo, no tienes por qué ceñirte a un modelo en concreto y lo ideal es que crees tu propio documento o personalices la plantilla que sigas para asegurarte de que cubre todo lo que deseas transmitir.

Si decides escribir tu propio plan de parto, estos consejos te ayudarán:

- Haz un plan corto y claro (idealmente de una o dos páginas).

- Numera tus preferencias o sepáralas por puntos para facilitar su lectura.

- Pon lo que tienes claro que no quieres o si hay algo de lo que no estás segura en tus preferencias.

- Haz saber a tu matrona cómo quieres que te ayuden.

- Haz copias de tu plan de parto y asegúrate de que tu

acompañante en el parto las tenga a mano.

- Tu acompañante debe asegurarse de que el personal sanitario que te acompañe ha leído y entiende tus preferencias.

Recuerda que si optas por utilizar la plantilla de tu hospital y hay algo que no quede cubierto, puedes adjuntar una hoja o escribir en los márgenes. Algunos ejemplos de qué incluir en el plan de parto:

- ¿Dónde quieres dar a luz? Si es que tienes más de una opción, ¿cuáles son tus preferencias para el lugar que has escogido? ¿y para otro lugar? Por ejemplo, si planeas dar a luz en casa, ten en cuenta también cuáles son tus preferencias en un hospital o en casa de partos si tienes la opción en tu zona.

- ¿Quién quieres que esté contigo? Incluye quién será tu acompañante o acompañantes si tienes la opción de tener más de uno.

- ¿Tienes alguna condición o alergia que debas comunicar?

- ¿Cómo han sido tus partos anteriores?

- ¿Tienes algún requisito especial? ¿Quizá algo cultural o religioso?

- ¿Cómo vas a crear un entorno favorable al parto? ¿Quieres que haya una luz tenue en el paritorio? ¿Quieres que haya silencio o escuchar tu propia música? ¿Vas a utilizar terapias complementarias como la aromaterapia? Recuerda que es muy importante crear un entorno en el que te sientas relajada.

- ¿Hay alguna palabra que prefieras no utilizar? En el hipnoparto hablamos de intensidad en vez de dolor y de olas uterinas en vez de contracciones porque el lenguaje afecta a cómo nos sentimos. Si prefieres que no se utilice alguna palabra ponlo en tu plan.

- ¿Quieres una epidural? ¿Quieres que te ofrezcan analgesia o anestésicos como la epidural? Quizá prefieras pedirlo tú misma si lo necesitas.

- ¿Quieres poder moverte con libertad? ¿Monitorización continua o intermitente?

- ¿Quieres comer y beber a tu antojo?

- ¿Quieres que se te hagan tactos vaginales rutinariamente? ¿Prefieres que no te hagan ningún tacto?

- ¿Considerarías la ruptura artificial de membranas?

- ¿Quieres especificar que no consientes a la realización de una episiotomía[3] sin justificación clínica?

- ¿Quieres "piel con piel" inmediatamente después del nacimiento e ininterrumpido durante al menos 2 horas?

- ¿Cuándo quieres que se corte el cordón (si quieres que se corte)? ¿Quién va a cortar el cordón?

- ¿Quieres alumbrar la placenta sin intervención o con ayuda farmacológica?

- ¿Quieres quedarte con tu placenta?

- ¿Planeas lactancia materna o artificial?

- ¿Quieres que se le administre Vitamina K a tu bebé?

En caso de cesárea, ¿cuáles serían tus preferencias? A continuación algunas preguntas que pueden orientarte:

---

[3] *La episiotomia es un corte en la vagina cuya única indicación clínica es su realización por sufrimiento fetal. Es decir, cuando el bebé tiene que nacer rápidamente porque se sospecha que está sufriendo. La episiotomia no previene desgarros y no debe realizarse de manera rutinaria y sin justificación médica.*

- ¿Qué quieres escuchar durante el nacimiento? ¿Quieres que haya silencio?

- ¿Quieres que te vayan explicando el proceso con detalle? O quizá solo quieres que te avisen cuando tu bebé está a punto de nacer.

- ¿En qué mano prefieres que te pongan la cánula? Normalmente, si es en tu mano no dominante eso facilitará coger a tu bebé para hacer "piel con piel".

- ¿Quieres que te coloquen los electrodos en la espalda para facilitar el "piel con piel"?

- ¿Quieres ver a tu bebé nacer o prefieres que mantengan la pantalla o cortina subida?

- ¿Quieres que saquen a tu bebé despacio e imitando la compresión que tendría lugar en un parto vaginal?

- ¿Quieres hacer "piel con piel" inmediatamente?

Si planeas un parto en casa o en casa de partos, ¿has contemplado la opción de traslado a un centro hospitalario? ¿Cuáles serían tus preferencias en ese contexto? ¿Qué me dices de tus opciones de gestión de las sensaciones del parto? ¿Qué recursos tienes a tu disposición? Aquí tienes una lista de ideas que puedes utilizar para gestionar las sensaciones del parto y que puedes incluir en tu plan de parto: respiración ascendente, visualizaciones, ducha, bañera, rebozo, aromaterapia, paños fríos, paños calientes o bolsa de agua caliente, epidural, masaje, cantar, presión en el sacro, acupresión, mantras, afirmaciones positivas, llanto, bailar, vocalizar, música, movimiento, posiciones, pelota de partos, intimidad, gemidos, óxido nitroso, cubrir los ojos para reducir estímulos externos, balanceo, palabras de apoyo, etc.

Por último, asegúrate de que tu acompañante comprende y

apoya tus preferencias. Lo ideal es que antes de la semana 34 o 35 hables con tu matrona o personal sanitario de referencia sobre tus preferencias. Es importante que te sientas segura, apoyada y respetada en el lugar en el que hayas decidido dar a luz. El día del parto, lleva contigo varias copias de tu plan de parto.

19

UN GRAN
COMIENZO

¡Hemos llegado al final! Toda mujer que da a luz ha producido un milagro. Dos o más corazones laten dentro de ti. Eres creadora y poderosa. Eres vida en su estado más puro. Espero que este libro te haya ayudado a admirar tu cuerpo, que es fuente de vida, hogar y alimento para tu bebé. Deseo que la información y ejercicios de este libro te ayuden a conocerte mejor, a confiar, a dejar ir miedos, a escuchar a tu instinto, a creer en ti y en tu bebé, a tomar decisiones informadas y a daros el mejor comienzo posible.

El nacimiento de tu bebé no es el fin, sino un gran comienzo. Empieza el gran capítulo de tu maternidad. Aunque ya tengas otras criaturas, cada embarazo, cada bebé, trae consigo sus desafíos y aprendizajes, así como cambios en tu identidad. Has invertido tu tiempo en leer este libro y ahora es el momento de poner en práctica lo aprendido porque eres tú quién hace los cambios. El poder está en ti.

Quizá has estado escuchando la meditación guiada que acompaña a este libro. Si es así, puede que ya hayas notado cambios respecto a cómo te sientes. Es una práctica muy transformadora porque además de inducir una relajación muy profunda y placentera, transforma nuestras creencias negativas sobre el nacimiento de nuestros bebés a nivel subconsciente.

El parto nos muestra nuestra fortaleza y para ello, suceda como suceda, nos pone al límite. Cuando creemos que no podemos más, estamos pudiendo y podemos. Sentimos que tocamos fondo, cuando en realidad estamos tocando techo. Llegamos más alto de lo que nunca hubiésemos imaginado. Somos más fuertes de lo que nunca creímos. Tenemos un cuerpo perfecto y maravilloso, capaz de crear vida y merecedor de amor y respeto. Somos creadoras y poderosas. Y ante tanta transformación, llega el postparto, con sus luces y sus sombras. Una montaña rusa de emociones. Un minuto estás arriba y al siguiente te derrumbas. Porque para cambiar y asumir esa nueva identidad de madres todo se remueve, se transforma y se recoloca. Algo tan grande no puede pasar desapercibido y de puntillas.

Los beneficios del hipnoparto van más allá del nacimiento de tu bebé. Para la frágil y delicada etapa del postparto no olvides todo lo aprendido. Tomarte unos minutos para respirar o visualizar puede ser de lo más reparador. Escribe tus mantras de postparto, haz de la gratitud y relajación un hábito y sobre todo, quiérete y cuídate. Todo lo que te ayude a producir oxitocina a raudales es bienvenido y te ayudará a transitar tu postparto de la mejor manera posible.

Rodéate de otras madres y, si lo necesitas, de profesionales que puedan apoyarte. No hay dos maternidades iguales, todas son válidas y todas merecen vivirse acompañadas. Si deseas compartir tu relato de parto, estaré encantada de leerte. Puede quedar entre nosotras o si lo deseas puedo hacer que llegue a muchas madres. El mundo necesita escuchar más historias positivas. Por eso, empecé este libro contándote el relato de mi primer parto y lo termino del mismo modo, contándote el nacimiento de mi segunda hija Arlet:

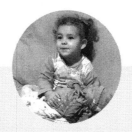

Quise saborear, disfrutar y vivir con mayor conexión desde el inicio el embarazo de Arlet. Como con Ona, desde antes de ver el positivo ya sentía que estaba en camino. A pesar de la falta de tiempo y mi ajetreado ritmo de vida, creo que conseguí crear momentos de calma y conexión con mi bebé y mi cuerpo. Recuerdo hablarle, cantarle y emocionarme al explicarle a Ona que pronto tendría un hermanito o hermanita. Arlet fue una bebé sorpresa y descubrimos su sexo el día que nació. Fue un parto muy diferente al de Ona pero igual de mágico. Ona nació en casa en la piscina de partos 22 meses antes, Arlet nació en el hospital el 22 de febrero de 2019 en un parto en el que se respetaron todos mis deseos.

Si algo teníamos claro desde el inicio era que queríamos darle la bienvenida a Arlet desde la intimidad de nuestro hogar. Planeamos mi segundo parto en casa con mucha ilusión y mimo. El 21 de febrero cumplí 37 semanas y una llamada de las matronas que atienden partos en casa en el servicio de salud público de Londres descuadró todos nuestros planes. Debido a la falta de disponibilidad de matronas de parto en casa, llegado el momento, era muy probable que tuviese que desplazarme a una casa de partos o al hospital para dar a luz. Tras unos momentos de frustración y sin poder encontrar matronas disponibles a nivel privado, pasé a aceptar esa posibilidad. Al fin y al cabo, sabía que, aunque el entorno es muy importante, todo lo que necesitaba estaba dentro de mí.

Esa noche me dormí tarde decidiendo a qué casa de partos iría. Unas horas después, a eso de las 5 de la mañana desperté con molestias. Llevaba semanas teniendo ese tipo de molestias y aceptando que con cada una de ellas mi cuerpo y mi bebé se estaban preparando. Tras darme un baño caliente continuaban siendo intensas aunque aún no muy regulares. Comí un par de plátanos para tener energía por si la cosa iba a más. A las 5 y media volví a la cama para intentar descansar. Escuché la meditación guiada de hipnoparto y me relajé.

A las 6 y media todo se volvió más intenso, me levanté y me apoyé en la pelota de partos de rodillas en el suelo. Sospechaba que las olas uterinas eran rítmicas así que empecé a cronometrarlas. En cuestión de minutos se volvieron mucho más intensas y potentes. Con cada ola uterina me concentraba en respirar lenta y profundamente. Confiaba en mí y en mi bebé. Escuchaba a mi cuerpo y a mi bebé y me movía como me pedían. En mi mente repetía afirmaciones: "con cada ola uterina estoy más cerca de conocer a mi bebé" y "Las olas uterinas no son más fuertes que yo porque son parte de mí". Mi marido, David, me colocó los parches de la máquina TENS en la espalda y me iba ofreciendo agua.

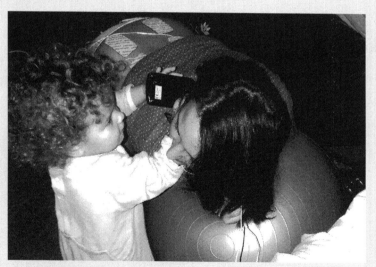

A las 7 le pedí que llamase al hospital ya que estaba segura de que Arlet llegaría muy pronto. Las olas uterinas iban y venían cada 2-3 minutos y duraban un mínimo de 90 segundos. Sí, lo sé, estarás pensando, ¿pero no eran 45 segundos de media como vimos en el capítulo 8? En mi caso, mis dos partos han sido muy rápidos pero mucho más intensos que la media. Por eso, siempre hago hincapié en que todas somos únicas y diferentes y tendremos experiencias distintas.

Tal y como nos temíamos no había personal para acompañar el parto en casa así que ¡cambio de planes! A las 7 y media nos recogía el taxi. Entre ola uterina y ola uterina, respiración y respiración fui poco a poco hacia el taxi, no sin antes despedirme de Ona que estaba lista para ir a la escuela infantil. Sabía que ese beso y abrazo simbolizaba el fin de una etapa y el comienzo de otra, nuestra vida como familia de 4. De nuevo, sentimientos encontrados. Durante todo el embarazo me había preguntado si sería capaz de querer al nuevo bebé tanto como a Ona.

Una vez en el taxi todo se intensificó mucho más, yo abrazaba a David y respiraba contra su cuello con los ojos cerrados. Los dos estábamos tranquilos, ni siquiera el cambio de planes había podido con nuestra calma. ¡Gracias hipnoparto! Controlar la respiración, saber relajarme y entregarme, fueron la clave. Especialmente al irme de casa, de mi espacio íntimo y seguro. Durante todo el trayecto, me repetía: "Todo lo que necesitas está dentro de ti. Da igual dónde estés porque todo lo que necesitas está en ti". A las 7:40 llegábamos al parking del hospital, mi cuerpo empujaba con fuerza y yo respiraba. Instintivamente me llevé las manos a la vulva y supe que tenía que quitarme los pantalones inmediatamente. Arlet estaba coronando.

No sé cómo nos las arreglamos para entrar al hospital. Una vez allí cinco matronas me ayudaron a quitarme los pantalones mientras que David les informaba de todas mis preferencias. Entre ellas que nadie nos tocase ni a mí ni a mi bebé si no era clínicamente necesario. Y así lo hicieron, con los siguientes dos empujones de mi cuerpo Arlet nació, 8 minutos después de llegar al hospital, la cogí yo misma y me la llevé al pecho. No lo podía creer. Cruzamos esa primera mirada y en ese instante entendí que el amor no se divide, se multiplica. Arlet buscó el pecho instintivamente a los pocos minutos después de nacer y empezó a mamar. Así pasamos casi 2 horas ininterrumpidas de "piel con piel", miradas, oxitocina y amor máximo. Pedí que esperaran a pesarla hasta que yo tuviese que ir al baño. Arlet fue una bebé sorpresa. De hecho, en esos primeros momentos olvidé mirar si era niño o niña hasta que una matrona me preguntó. Lo miré y... ¡Sorpresa! ¡Una niña! Estaba tan segura de que sería niño simplemente porque el embarazo había sido tan diferente al de Ona. Fue precioso descubrir su sexo y su nombre en ese momento.

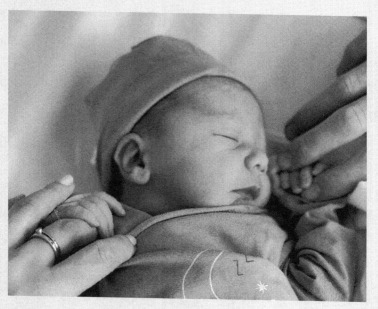

Esperamos 20 minutos a cortar el cordón y alumbré la placenta de manera natural. Necesité algunos puntos y para ello sí que pedí óxido nitroso, el gas de la risa, del que tantas madres me habían hablado maravillas. No es una sensación que personalmente me gustaría tener en el parto, pero fue divertido utilizarlo para los puntos.

Ese mismo día por la tarde, volvimos a casa a vivir el segundo mejor momento del día: el primer encuentro entre Ona y su hermanita Arlet. No podíamos haber imaginado una reacción mejor: Ona la cogió y empezó a cantarle. Y así, nos convertimos en una familia de 4. De nuevo la vida se había abierto paso a través de mí, conectándome con mi parte más poderosa y animal.

Carmen Moreno

PARTE IV

CONSEJOS PARA ACOMPAÑANTES

Familia: donde la vida empieza y el amor nunca acaba

EL IMPORTANTE ROL DEL ACOMPAÑANTE

Con el fin de facilitar la escritura de esta sección he utilizado el género masculino dado que a menudo el acompañante será el padre del bebé. Sin embargo, todo lo que comparto es relevante para los o las acompañantes sean quiénes sean y con independencia de su sexo.

Quizá estás leyendo este capítulo escéptico e incrédulo ¿y por qué no ibas a estarlo? Te invito a que mantengas ese escepticismo, que cuestiones, que te informes e involucres en el embarazo y nacimiento de tu bebé. En mis cursos suelo decir que te informes como lo harías si fueses a pedir una hipoteca o a comprar algo de mucho valor porque el nacimiento de tu bebé es un evento trascendental que además de imborrable es irreversible. Entiendo que el nombre de "hipnoparto" despierte dudas, sé que suena bastante raro. Sin embargo, es un programa educativo basado en lógica y respaldado por evidencia científica irrefutable.

La preparación al parto con hipnoparto desde el método de Parto Positivo® se basa en contar con información sobre la psicología, la fisiología del parto y las prácticas respaldadas por la evidencia científica. Sin embargo, a veces la respuesta no está en leer otro libro, completar otro curso y adquirir más información. La información es poder, pero también puede resultar abrumadora. A veces, hay que mirar hacia dentro. Por mucho que te informes, si en tu interior residen creencias negativas sobre lo que involucra el parto puede que no acabes de afrontarlo con seguridad y confianza. Por eso, además de contar con información es importante hacer cambios más profundos. Conocer nuestras creencias y dejar ir aquellas que no nos hacen bien. Ese trabajo interno de autoconocimiento y gestión emocional es lo que diferencia al hipnoparto de otros métodos.

📍 Ejercicio práctico

Piensa en un parto: ¿Qué ves? ¿Qué escuchas? ¿Qué sientes? Tómate unos segundos para analizar todo lo que aparece en tu mente y escríbelo.

Cuando estés listo, pregúntate ¿De dónde vienen esas imágenes, sonidos o sensaciones? ¿Son partos reales o vienen de los medios de comunicación?

¿Qué creencias tienes sobre el parto? ¿Son creencias propias o heredadas? ¿Qué creencias sobre el parto te hacen bien? ¿Cuáles no? ¿Hay alguna que quieras dejar ir?

¿Cómo te visualizas en el parto? ¿Tienes algún miedo o inseguridad?

El hipnoparto se basa en que el parto es un proceso fisiológico normal y ligado al instinto femenino más profundo. El cuerpo de la mujer, como el de cualquier otra mamífera, sabe cómo parir y el bebé sabe nacer. No podemos perder de vista que es un trabajo conjunto. Cuando algo se desvía de la normalidad, la madre tiene derecho a ser informada y a decidir libremente lo mejor para ella y su bebé en sus circunstancias. Este derecho está protegido por la Ley de Autonomía del Paciente. Para tomar decisiones informadas, dar o no consentimiento a intervenciones o tomar cualquier decisión es útil recordar el acrónimo BRAIN (Beneficios, Riesgos, Alternativas y qué pasa si no hacemos Nada y esperamos). Solo cuando cuentas con toda la información puedes tomar una decisión basada en vuestras preferencias y no en el miedo o la pasividad.

En embarazos sanos, el cuerpo solo parirá fluidamente y sin contratiempos si la mujer se siente calmada y segura, sin ningún tipo de amenaza o preocupación. Sin embargo, si siente miedo o ansiedad el cuerpo segregará adrenalina y parará o ralentizará el parto interpretando que no es seguro dar a luz. Esto se debe a nuestro instinto de supervivencia. En un entorno salvaje, el miedo podría venir de un depredador observando a lo lejos. En ese contexto, una subida de adrenalina alertaría del peligro a nuestro sistema nervioso y el parto se detendría dándonos tiempo y energía para huir a un lugar seguro.

Dado el entorno sociocultural en el que crecemos, los miedos suelen venir de preconcepciones de que el parto involucra sufrimiento, que es algo a lo que temer, historias dramáticas que hemos escuchado o visto en televisión, un entorno que no favorezca al parto o la presencia de alguien en quien la madre no confía. El hipnoparto trata de eliminar las creencias negativas sobre el parto y reemplazarlas por seguridad y confianza en el instinto y cuerpo de la mujer al dar a luz. **Las mujeres sabemos parir y los bebés saben nacer. El objetivo del hipnoparto no es un tipo de parto en concreto, sino la mejor experiencia posible para toda la familia en cualquier escenario**.

El papel de madre y bebé está muy claro. La madre da a luz

y el bebé nace. Sin embargo ¿qué pasa con el padre o acompañante? Culturalmente, el papel de los padres ha sido ninguneado e incluso ridiculizado a través de parodias en las que se muestra al padre como un estorbo. Además, la cultura patriarcal hace que muchos padres no cuenten con referentes ya que durante muchas generaciones los hombres han sido excluidos del nacimiento de sus bebés y, en el peor de los casos, no han tomado un papel central en los cuidados y la crianza.

En mis cursos suelo decir que las madres solo tienen que dejarse llevar llegado el momento. El parto sucede, no se hace, es un acto instintivo. **Está claro que madre y bebé son los grandes protagonistas pero eso no quita que los padres tengáis una función muy importante: proteger, apoyar y sostener**.

Haberte involucrado en la preparación al nacimiento facilitará que sepas cómo apoyar a la madre y que ella sepa qué te puede pedir en cada momento. Juntos formaréis un gran equipo para darle a vuestro bebé el mejor comienzo posible e iniciar la maternidad y paternidad de la mejor manera posible.

Involucrarte activamente en el embarazo y parto, no solo beneficia a madre y bebé sino también a tu transición a la paternidad. Varios estudios han demostrado que los padres que están presentes en el parto y hacen "piel con piel" con el bebé después del nacimiento experimentan un vínculo afectivo más fuerte. Las mujeres pasamos por cambios físicos y psicológicos que nos preparan para el vínculo con nuestro bebé. En el caso de los padres, esos cambios no suceden o al menos no del mismo modo. Sabemos que los padres que se involucran en el embarazo desarrollan cambios hormonales que están vinculados a funciones protectoras y que facilitarán la relación de apego con el bebé y la transición a la nueva realidad. Por lo tanto, cuanto más te involucres más fácil te resultará vincularte con tu bebé y adaptarte a la nueva estructura familiar.

Tu papel es apoyar y animar a la madre si lo necesita, transmitir tranquilidad y confianza, calmarla si es necesario y ser su apoyo en todo el proceso. La mejor manera de hacerlo es habiendo dedicado tiempo a la preparación durante el embarazo y a tener claras vuestras preferencias. Además de una función protectora, los padres ofrecéis una continuidad de cuidados que, por lo general, la mayoría de sistemas sanitarios no pueden ofrecer. Sabemos que si la madre está acompañada de la misma matrona durante todo el embarazo y parto se asocia con mejores resultados. Sin embargo, esto es casi utópico en la mayoría de países y queda reservado a una minoría de familias que pueden costearlo. La constante eres tú, que estarás cuidando a madre y bebé a nivel emocional, protegiendo a ese binomio sagrado en un evento que os marcará para siempre.

Como acompañante serás el responsable de crear y mantener un ambiente idóneo para el parto. Es decir, un ambiente tranquilo y seguro. La importancia del entorno ha sido demostrada en numerosos estudios de muy alta calidad analizando más de medio millón de nacimientos de bajo riesgo y llegando a la conclusión de que dar a luz en casa, en una casa de partos o en el hospital es seguro y que elegir el parto domiciliario o en casa de partos se asocia con menor necesidad de intervención. Las diferencias en intervenciones son tan sorprendentes como una reducción en cesáreas del 40%, 60% menor necesidad de hormonas sintéticas o un 30% menor riesgo de hemorragia postparto (Reitsma, et al. 2020). Se dice que salir de casa es la primera intervención ya que para producir las hormonas necesarias para que el parto fluya necesitamos sentir intimidad y seguridad. De ahí a que muchas mujeres sientan que están de parto pero al llegar al hospital el parto se detenga. Entonces, ¿qué podemos hacer para que la madre se mantenga en su burbuja de calma, intimidad y seguridad esté dónde esté? Aquí entran en juego los anclajes sensoriales. Es decir, estímulos que la madre asocia a un estado de calma y de relajación y que la conectarán con la tranquilidad en casa, en casa de partos, en paritorio o en quirófano. Te invito a que hagáis en pareja los ejercicios del capítulo 6.

La madre necesita confiar para poder conectar con su parte más instintiva. Haberos preparado juntos creará el entorno ideal para que la madre pueda relajarse y dejarse llevar por el proceso sabiendo que tiene tu apoyo. En resumen, para que el parto fluya como la naturaleza ha previsto es imprescindible que se den dos condiciones:

- **Calma:** la madre se siente tranquila y segura. Por lo tanto, producirá oxitocina, la hormona necesaria para que el parto progrese y endorfinas, calmantes naturales.

- **Intimidad:** la madre siente que está en un entorno íntimo y seguro.

21

QUÉ HACER
DURANTE EL
EMBARAZO

En mi experiencia acompañando a miles de familias en su camino a la maternidad y paternidad, he encontrado que es útil contar con sugerencias claras sobre qué hacer en cada momento. Por eso, los próximos dos capítulos van dedicados a darte algunas ideas que pueden ayudarte:

Practica los ejercicios de relajación

Practica los ejercicios de este libro con la madre tan a menudo como te sea posible. Practicar juntos te ayudará a familiarizarte con la práctica del hipnoparto y a fortalecer el vínculo con madre y bebé. La respiración ascendente, explicada en el capítulo 8, es una respiración lenta y profunda que te ayudará a crear momentos de calma y conexión con madre y bebé. Además de escuchar la meditación guiada que acompaña a este libro juntos, sugiero que hagáis el siguiente ejercicio:

◉ Ejercicio práctico en pareja

Os presento una meditación guiada muy corta, de tan solo 10 minutos que tiene el objetivo de que practiquéis juntos y que la madre asocie tu voz pronunciando ciertas frases con relajación. Además de tu voz, también introducimos el tacto: una mano en el hombro o en el abdomen. Podéis probar ambas y elegir lo que más le guste a la madre. Antes de empezar, personaliza el guión: ¿Habéis decidido el nombre del bebé? ¿Sabéis su sexo? De ser así, podéis ajustar el texto. A continuación, elige junto a la madre 3 afirmaciones positivas que quiera integrar. Podéis ir variando conforme practiquéis. Buscad un lugar tranquilo, en el que podáis estar solos durante unos 15 minutos.

Lee la meditación muy despacio, sin hacer nada extraño con la voz. Me gusta describirlo como leer con normalidad pero sintiendo lo que dices. Puede que las primeras veces te sientas muy raro o que os haga reír, pero poco a poco irás acostumbrándote y disfrutaréis del ejercicio.

MEDITACIÓN GUIADA EN PAREJA

Ponte cómoda y deja caer por completo el peso de tu cuerpo. Cierra los ojos y concéntrate en mi voz. Deja que tus párpados descansen, completamente relajados. Respira con calma, despacio, con normalidad, a un ritmo cómodo para ti. Respira profundamente. Centra tu atención en la respiración y deja que poco a poco se vuelva más pausada. Más profunda. Con cada respiración te relajas más y más. Tu frente se relaja, tus cejas están completamente relajadas.

A continuación, contaré hasta 3, y cuando lo haga,

con cada número te sentirás más y más relajada.

1. *Coges aire.*

2. *Respiras paz, calma, tranquilidad.*

3. *Completamente relajada.*

Ahora sentirás mi mano en tu hombro / abdomen

Acompañante apoya una mano en el hombro/ abdomen de la madre con delicadeza.

Relaja, relaja, relaja.

El calor de mi mano en tu hombro/abdomen te relaja más y más. Estás en calma. Te sientes segura. Estoy a tu lado. Te apoyo.

Ahora siente como esa relajación se extiende por tu cuerpo. Baja desde tu frente, cejas, párpados, a tus mejillas, nariz. Relaja la mandíbula, relaja la boca, los labios. Relaja tu cuello y espalda. Todos los músculos relajados. Sabes que esa energía, ese calor puede moverse por tu cuerpo como tu elijas, eliminando tensión a su paso.

Deja que el calor se deslice por tu espalda, relajando cada músculo. Relajando tu cuerpo. Estás cómoda, relajada, tranquila.

Respiras paz y tranquilidad, exhalas tensión. La relajación llega a tu pecho, a tu abdomen y sientes a nuestro bebé moverse.

Acompañante incrementa ligeramente y con delicadeza la presión de la mano.

Relaja, relaja, relaja.

El calor de mi mano en tu espalda te relaja más y más.

Cada movimiento te relaja más y más. Nuestro bebé también se relaja. Inhalas paz y amor. Exhalas tensión.

Deja que tu cuerpo se hunda, deja caer todo tu peso. Deja que el calor de mi mano te relaje aún más y más. Sabes que puedes sentir ese calor, comodidad y calma en cualquier zona de tu cuerpo que quieras relajar.

Disfruta, por un momento, de estar tan relajada, de la paz que sientes. A continuación, contaré hasta 5, cada número te lleva a una relajación más profunda.

1. Tu cuerpo e instinto te guían en el nacimiento de nuestro bebé.

2. Tomas las mejores decisiones.

3. El parto es seguro. Estás segura.

4. Estás relajada, en calma.

5. Sabes que todo lo que necesitas está dentro de ti.

(Escribid aquí vuestra selección de afirmaciones)

1.

2.

3.

4.

5.

Inhala, exhala. Estás muy relajada. Sabes que conforme practiquemos juntos/as, más fácil te resultará relajarte. Conforme practiquemos tu positividad y confianza aumentarán, te será más fácil relajarte.

Ahora retiraré la mano y cuando lo haga, te sentirás más y más relajada.

Acompañante retira la mano muy despacio.

Respira profundamente.

Cuando cuente hasta 3 volverás a sentirte despierta.

1. Respira lenta y profundamente.

2. Mueve los dedos poco a poco.

3. Abre los ojos y devuelve tu atención a la habitación.

La práctica de la meditación en pareja facilita que la madre asocie tu voz y tu mano en el hombro o abdomen con relajación. Puedes grabar un audio leyendo la meditación para que la madre pueda ponerla en práctica cuando quiera. Para hacerlo omite las menciones al tacto o la madre puede colocar su propia mano en el hombro o abdomen.

El día del parto, podéis utilizar cualquier frase que os guste para facilitar esa relajación inmediata. Por ejemplo: "Relaja, relaja, relaja" o "El calor de mi mano te relaja más y más" junto con la mano en el hombro o abdomen.

Acompaña a la madre a ecografías y controles de seguimiento

Asiste a las clases de preparto y a todas las citas y ecografías que puedas. Ver a tu bebé en una ecografía o escuchar el sonido de su corazón es una manera de conectar emocionalmente con tu bebé y prepararte para su llegada. Además, a menudo los controles médicos suponen una fuente de estrés que se sobrelleva mejor con acompañamiento.

Empieza a vincularte con tu bebé durante el embarazo

Para prepararte emocionalmente es importante conectar con tu bebé desde el embarazo. Desde hablar sobre tu bebé con la madre hasta preparar su habitación, sentir sus movimientos, hablarle o cantarle. Está demostrado que los bebés reconocen las voces familiares que han escuchado desde el útero.

Escribe junto a la madre el plan de parto

Crea junto a la madre el plan de parto y asegúrate de que entiendes sus preferencias y estáis de acuerdo en todos los puntos. Tener claridad en vuestras preferencias te ayudará a argumentar vuestras decisiones.

Comparte con conciencia

¿Con quién quieres compartir vuestras preferencias para el parto? ¿Por qué y para qué? ¿Está de acuerdo la madre? Pon conciencia en las personas con quiénes compartes información sobre vuestros planes. A menudo, las opiniones no deseadas son una fuente de estrés. En uno de mis cursos una pareja compartió que en las comidas familiares tenían un "código secreto" que cuando la madre se tocaba la oreja, significaba que el padre tenía que cambiar de tema.

22

QUÉ HACER
DURANTE EL PARTO

Crear y transmitir calma.

Si vives el nacimiento de tu bebé con calma, transmitirás seguridad y confianza. Para ello, es importante que tú también dejes atrás tus miedos en preparación para el gran día. La madre te conoce y si te ve estresado o nervioso puede percibirlo y tomarlo como una señal de que algo no va bien y producir adrenalina. Las emociones son contagiosas. La adrenalina dificultará o parará el flujo de hormonas necesarias para que el parto progrese, obstruyendo así el proceso natural.

Una de las principales causas de estrés puede ser el miedo de ver a tu pareja sufrir. El parto es una experiencia muy intensa. Algunas mujeres paren en silencio. Otras, la mayoría, involuntariamente gimen de una manera muy profunda y primitiva que solo sucede durante el parto. Un sonido perfectamente natural que ayuda al cuerpo a empujar pero que puede dar la impresión de dolor y sufrimiento. Recuerda que estos sonidos son normales y que no significan que la madre esté sufriendo.

Los nervios también te pueden jugar una mala pasada cuando hables con el personal sanitario. Recuerda no alzar la voz e intentar conectar con las matronas que os acompañen. Ante todo, confía en la sabiduría innata del cuerpo de la madre para dar a luz de la mejor manera posible y en que juntos tomaréis las mejores decisiones.

Crear y mantener un ambiente íntimo y agradable

Crear un entorno en el que la mujer se sienta segura es imprescindible para que el parto progrese. Somos mamíferas. Si piensas en cualquier otra especie mamífera y el entorno que eligen para dar a luz probablemente te encontrarás con: oscuridad, silencia, intimidad, calor, libertad de movimiento e instinto, por nombrar algunas características. No olvides que también somos mamíferas. Como acompañante puedes controlar que el entorno sea lo más cálido e íntimo posible. Es importante que hayas hablado con la madre de antemano y juntos podáis pensar en qué podéis ofrecerle a cada sentido (vista, oído, olfato, gusto y tacto) que ayude a la madre a estar tranquila y por lo tanto que favorezca al proceso del parto. Estas son algunas cosas que puedes hacer tanto en el hospital como en casa:

- Apaga las luces de la habitación donde estés para crear oscuridad o deja una luz tenue. Las hormonas del parto funcionan mejor en la oscuridad.

- Si vas al hospital coge un cojín, almohada o una manta de casa que le resulte familiar a la madre.

- Utiliza aromaterapia si así lo habéis decidido.

- Ten a mano un MP3 antiguo con el audio de meditación guiada y auriculares para que la madre pueda relajarse y aislarse de sonidos externos no deseados. Los auriculares inalámbricos facilitan el movimiento.

- Durante el embarazo prepara junto a la madre una lista de canciones, preferiblemente sin letra, que la ayuden a relajarse. También podéis incluir sonidos naturales como el de las olas del mar o la lluvia.

- Asegúrate que tienes agua y comida. Ofrece agua a menudo, pero sin forzar, idealmente con pajita. La hidratación es muy importante para la madre y el bebé.

- Masajes en el sacro y paños de agua fría pueden ayudar a aliviar la presión en la zona lumbar.

- Asegúrate de que sabes dónde está todo para no tener que preguntar nada a la madre durante el parto. Haber hablado de esto antes ayudará a tu pareja a relajarse y sentirse segura de que tienes todo bajo control.

- Si es un parto en agua en casa, asegúrate de que sabes de antemano cómo montar la piscina de partos.

- Protege el ambiente propicio para el parto. Con esto quiero decir que evites activamente cualquier cambio en el entorno que pueda generar actividad en el neocórtex (parte del cerebro racional que interfiere con la efectividad del cerebro primitivo, el que sabe cómo parir) de la madre. Algunos ejemplos de interrupciones que pueden perjudicar el proceso podrían ser conversaciones con el equipo médico, sonidos de fondo, alguien encendiendo la luz de la habitación o el traslado de casa al hospital. Como acompañante tu labor es intentar eliminar o minimizar este tipo de interrupciones.

Conversar con el personal sanitario

Toma la iniciativa en la comunicación con el personal sanitario. Desde llamar al hospital a asegurarte de que el personal que os acompañe ha leído vuestro plan de parto y entiende vuestras preferencias. Encárgate de comunicarte con el personal sanitario cuando sea necesario y evita que sea la madre la que tenga que hablar a no ser que sea necesario. Utiliza el sentido común.

La gran mayoría de mujeres dan a luz en un entorno hospitalario en el que es inevitable mantener conversaciones. Sin embargo, un exceso de conversación interfiere negativamente con el proceso del parto. Dar a luz es un evento primitivo que requiere que la parte más instintiva de nuestro cerebro aflore y la parte más racional duerma. El lenguaje forma parte de la parte más racional por lo que para favorecer la fisiología del parto es necesario minimizar la actividad de nuestra parte más racional (neocórtex), la que se activa con la conversación. Puedes leer más sobre cómo funciona nuestro cerebro en el parto en el capítulo 4.

Si el personal sanitario te propone alguna intervención, evalúa si es necesario consultar con la madre o si puedes tomar una decisión basándote en las preferencias que habéis decidido juntos. Por ejemplo, si te proponen acelerar el parto con hormonas sintéticas, pregunta: ¿Están madre y bebé bien? Si la respuesta es sí, pregunta sobre los beneficios y riesgos de dicha intervención para tomar una decisión. Si en el momento está todo bien quizá no es necesario alarmar a la madre. En el capítulo 17 encontrarás una tabla con preguntas que te pueden ser de gran ayuda.

Dar ánimos y apoyo

Dar ánimo, apoyo y muestras de cariño es muy importante. El trabajo que hayáis hecho en pareja durante el embarazo para preparar la llegada del bebé te ayudará a saber cómo apoyarla y a que la madre sepa qué puede pedirte.

Tener en cuenta el poder del lenguaje

Las palabras son más poderosas de lo que imaginamos. Te invito a que hagas un ejercicio muy rápido. Cierra los ojos y pregúntate a ti mismo: ¿Me duele algo? ¿Tengo alguna molestia en mi cuerpo? Quizá al hacerte la pregunta has escaneado tu cuerpo en busca de tensión o dolor. Puede que hayas notado algo de tensión en la espalda o en el cuello. Posiblemente, ni siquiera te habías dado cuenta antes de hacer la pregunta. Lo mismo sucede en el parto si el personal sanitario o tú mismo pregunta a la madre si le duele mucho. El mero hecho de hablar de dolor sugiere que debería haber dolor y este pensamiento puede crear tensión y sufrimiento.

Esto no quiere decir que la madre no vaya a sentir dolor. Las sensaciones del parto son de una gran intensidad y dependen de muchos factores. **Hay partos dolorosos, indoloros y hasta orgásmicos. Puede o no haber dolor, lo que no tiene por qué haber es sufrimiento y el entorno puede contribuir a que así sea**.

Ser flexible y comprensivo

Hay mujeres que prefieren estar solas o no tener contacto físico durante el parto y es imposible predecir si ese será vuestro caso. La mayoría de mamíferas eligen dar a luz solas, escondidas y en un sitio oscuro. Algunas mujeres necesitan sentirse muy arropadas mientras que otras prefieren lo contrario.

23

EL PARTO Y TU ROL
EN CADA MOMENTO

El capítulo 16 "Qué esperar durante el parto (natural)" recoge información sobre las 2 fases que distinguimos en el hipnoparto, las cuáles se basan en el proceso fisiológico: ascendente y descendente. Ascendente durante la dilatación cuando las contracciones empujan hacia arriba para que el cuello uterino se dilate. Descendente durante el nacimiento cuando el cuerpo empuja para ayudar al bebé a descender por el canal del parto y nacer. Distinguimos solo 2 fases porque nos basamos en lo que siente la madre y no en parámetros médicos como los centímetros de dilatación o el plano en el que se encuentra el bebé. Sin embargo, en esta sección utilizaré los términos médicos: fase latente, fase activa, transición, nacimiento y alumbramiento.

El objetivo de este capítulo es darte una indicación sobre lo que la madre experimentará en cada momento. No pierdas de vista que cada persona es diferente y también lo es cada parto.

Días o horas antes del parto

La recta final del embarazo puede vivirse con molestias, pesadez y un gran deseo de que llegue el bebé. Todas las actividades placenteras y amorosas ayudan a segregar oxitocina, la hormona necesaria para el parto. Si la madre está tranquila, se siente segura y el bebé está listo, estaréis creando las condiciones idóneas para que el parto se inicie. Es por eso, que durante períodos de conflicto como la Segunda Guerra Mundial, la duración media de los embarazos se alargó considerablemente. Niveles altos de adrenalina señalan que existe un riesgo, real o imaginario, y que por lo tanto no es un buen momento para nacer.

¿Qué puede sentir la madre?	¿Qué puedes hacer?
Contracciones que van y vienen	Dar un paseo
Dolor de espalda	Intentar que se mantenga activa y distraída
Pérdida del tapón mucoso	Hacerla reír
Sensibilidad emocional	Mimarla con un baño caliente o su cena preferida
Necesidad de ir al baño	
Dudas sobre si el parto ha comenzado	

Dilatación - Fase latente

Esta etapa se caracteriza por la presencia de contracciones que son irregulares. El parto aún no está establecido y podéis seguir con vuestro día a día con normalidad. Eso sí, teniendo en cuenta que el momento se acerca. Cada madre es un mundo, esta fase puede durar entre minutos y días.

¿Qué puede sentir la madre?	¿Qué puedes hacer?
Contracciones regulares que duran entre 30 y 40 segundos cada 5-10 minutos	Recordarle que respire y utilice las técnicas de relajación
Euforia al darse cuenta de que el parto ha empezado	Recordarle que vaya al baño a menudo para mantener la vejiga vacía
Impaciencia	Sugerir que se mantenga activa y en una posición erguida para ayudar a que el parto progrese
	Ofrécele bebida, idealmente con pajita, y algo de comer que sea fácil de digerir
	Continuar con la rutina diaria hasta que la intensidad lo permita
	Utiliza la máquina TENS si dispones de ella

Dilatación - Fase activa (ascendente)

Esta fase se caracteriza por contracciones regulares e intensas. Llegado a este punto es muy probable que la madre no pueda continuar con su rutina diaria y necesite recogimiento e intimidad. Es el momento de utilizar recursos de hipnoparto como la respiración, afirmaciones positivas o visualizaciones.

¿Qué puede sentir la madre?	¿Qué puedes hacer?
Contracciones muy intensas que duran más de 45 segundos cada 3 o 4 minutos	Recordarle que respire y utilice las técnicas de relajación
	Sugerir utilizar la bañera o una piscina de parto si dispones de ella
	Sugerir utilizar la pelota de parto o pelota suiza, liana o cualquier otro recurso que la ayude a estar más cómoda
	Ofrecer un masaje en la espalda
	Ofrécele bebida y comida
	Sigue las instrucciones del personal sanitario para saber cuándo llamar / ir al hospital
	Evitar conversación innecesaria

Transición al Nacimiento

La fase de transición a menudo pasa desapercibida en madres que se preparan con hipnoparto. Durante este periodo se segrega algo de adrenalina de manera fisiológica para afinar los sentidos de la madre y asegurarse de que el entorno es seguro justo antes del nacimiento. La adrenalina tiene como efecto el malestar o la sensación de no poder más, también puede causar que las olas uterinas cesen durante unos minutos. Lo más importante es que la madre se sienta apoyada y respetada.

¿Qué puede sentir la madre?	¿Qué puedes hacer?
Contracciones muy fuertes y largas de entre 60-90 segundos	Dile lo bien que lo está haciendo y que ya casi está
Las contracciones pueden cesar durante unos minutos algo que puede confundir a la madre	Anímala y abrázala, pero ten en cuenta que algunas mujeres no quieren contacto físico en esta etapa. Recuérdale que sentirse así es normal en la transición y que el final está muy cerca.
La necesidad de empujar	
Nauseas	Si las contracciones cesan, en lugar de impacientarse, recuérdale a la madre que ese tiempo es para descansar y coger fuerzas para la fase de nacimiento.
Temblores	
Inseguridad	
Desaliento	
Llorar	
No querer hablar ni mirarte ni que nadie la toque	

Nacimiento – Fase descendente

En un parto natural, el cuerpo empuja de manera involuntaria. La intimidad y libertad de movimiento es crucial. Si hay epidural los pujos ya no son involuntarios y necesitarán ser dirigidos por el personal sanitario. Haya o no epidural una posición vertical y erguida hacia delante siempre ayudará a que el bebé descienda aunque algunas mujeres eligen tumbarse de lado. Lo que no tiene ningún sentido a nivel fisiológico, es tumbarse boca arriba en una camilla y pujar en contra de la gravedad y minimizando el espacio disponible en la pelvis.

¿Qué puede sentir la madre?	¿Qué puedes hacer?
Una fuerte presión y necesidad de empujar	Anímala a que escuche a su cuerpo y empuje cuando sienta la necesidad
Contracciones más espaciadas	Hazle saber que ves la cabeza en cuanto la veas
Sensación de ardor o quemazón en la zona del periné	A algunas mujeres le ayuda ver con un espejo la cabeza para ver lo cerca que están del final
Cansancio	
Puede ser que haga un gemido muy fuerte	

Alumbramiento

Una vez el bebé ha nacido, la placenta se desprende de la pared del útero y se expulsa. Al desprenderse, siempre se produce un sangrado que el personal sanitario monitorea para garantizar que está dentro de la normalidad. Durante esta etapa es muy importante que el bebé esté en contacto piel con piel con la madre de manera ininterrumpida y que el entorno siga siendo tranquilo e íntimo. Si por algún motivo la madre no puede estar "piel con piel" con el bebé, tú puedes hacerlo.

¿Qué puede sentir la madre?	¿Qué puedes hacer?
Un descanso seguido por una contracción para expulsar la placenta	Ayúdala a sujetar al bebé "piel con piel"
Cansancio, euforia y alivio	Corta el cordón umbilical cuando este haya dejado de latir, tras el alumbramiento de la placenta (o no si habéis optado por un parto lotus)
Hambre y sed	Ofrécele agua y comida
	Disfruta de tu bebé junto a la madre
	Mantén un entorno íntimo y tranquilo

El postparto

Hemos llegado al final. Sin embargo, el nacimiento de tu bebé no es el fin sino un gran comienzo. Tras la llegada de tu bebé, tu rol sigue siendo el de proteger, apoyar y sostener a madre y bebé. Biológicamente el bebé necesita a su madre y durante los próximos meses tendrán una relación muy cercana e íntima. De hecho, durante los primeros nueve meses de vida se habla del concepto de exterogestación. El bebé pasa de gestarse en el útero materno a continuar gestándose al otro lado de la piel.

Cuando el parto transcurre como la naturaleza ha previsto, se producen picos hormonales que hacen que madre y bebé se enamoren. La madre desarrolla la llamada "preocupación maternal primaria" definida por Donald Winnicott como una desconexión del mundo exterior para conectar con el bebé, responder a su llanto y, por ejemplo, despertarse con el más mínimo movimiento del bebé. Estos cambios en la psique materna tienen por objetivo que la madre cuide de su bebé con devoción y entrega para que éste pueda sobrevivir. Ya desde el embarazo van a producirse cambios en la madre para preparar y facilitar la adaptación a la vida con el bebé. Esto no quiere decir que las madres vivan esa transición de manera fácil y armoniosa. La maternidad es un gran cambio y la depresión postparto es una realidad que afecta a un gran número de madres. Sin embargo, existe esa predisposición biológica que facilita la adaptación a la nueva realidad.

Los padres o madres no gestantes, sin embargo, no suelen tener esa conexión tan íntima con el bebé desde el inicio. De hecho, muchos padres relatan que sienten al bebé como a un desconocido y el amor entre ambos se va cociendo a fuego lento. Lo más habitual es que poco a poco vayas conociendo a tu bebé y desarrollando el vínculo. De ahí a que involucrarte en el embarazo acelere ese proceso ya que implica que empiezas a participar en la vida de tu bebé desde antes de su nacimiento. Piel con piel, paciencia, flexibilidad, entrega y mucho amor, son algunas de las claves para los próximos meses.

Gracias por leer esta sección específica para padres, madres no gestantes o acompañantes, si quieres profundizar más puedes leer todo el libro. Estoy segura de que formaréis un gran equipo. El nacimiento de tu bebé es una de las experiencias vitales de mayor intensidad de la que podéis salir con un vínculo reforzado por la experiencia. Te deseo que así sea. Feliz embarazo, parto y crianza.

Carmen Moreno

PARTO
POSITIVO

partopositivo.org

facebook.com/partopositivo

@partopositivo

@youtube/partopositivo

RECURSOS

Cursos y Talleres de Parto Positivo®

Entra en partopositivo.org para más información sobre cursos y talleres tanto presenciales como online.

Audio de meditación

Descarga el audio de meditación guiada en:

https://partopositivo.org/ > Recursos > Descarga gratuita del audio de hipnoparto

El audio de hipnoparto dura 20 minutos. Es aconsejable escucharlo a menudo y a diario a partir de la semana 36. Verás que escucharlo es muy relajante. Te recomiendo que lo escuches con auriculares antes de ir a dormir.

Afirmaciones Positivas

Descarga las plantillas de afirmaciones positivas en:

https://partopositivo.org/ > Recursos > Afirmaciones positivas

Vídeos de Parto Positivo®

En el canal de YouTube de Parto Positivo® encontrarás vídeos para afrontar el parto con seguridad y confianza.

https://www.youtube.com/partopositivo

Plan de Parto

En esta página encontrarás enlazado el modelo de Plan de Parto del Ministerio de Sanidad, así como otras plantillas y consideraciones que pueden ayudarte.

https://partopositivo.org/parto/plan-de-parto/

Testimonios

Lee los relatos de parto de cientos de madres en:
https://partopositivo.org/recursos/partos-reales/

Comunidad

Únete a nuestra comunidad en Facebook:
https://www.facebook.com/partopositivo

Y en Instagram:
https://www.instagram.com/partopositivo/

REFERENCIAS

Abbasi M, Ghazi F, Barlow-Harrison A, et al. The effect of hypnosis on pain relief during labor and childbirth in Iranian pregnant women (El efecto de la hipnosis en el alivio del dolor durante el trabajo de parto y el parto en mujeres embarazadas iraníes) Int J Clin Exp.Hypn. 2009;57(2):174-83.

August RV. Hypnosis in obstetrics (Hipnosis en obstetrician) New York: McGraw-Hill; 1961.

August RV. Obstetric hypnoanesthesia (Hipnoanestesia obstétrica). Am J Obstet Gynecol 1960;79:1131-8.

Bannister-Tyrrell, M., Ford, J. B., Morris, J. M., & Roberts, C. L. (2014). Epidural analgesia in labour and risk of caesarean delivery. (Epidural en el parto y el riesgo de cesárea). Paediatr Perinat Epidemiol, 28(5), 400-411. Accesible en: http://www.ncbi.nlm.nih.gov/pubmed/25040829

Bobart V, Brown DC. Medical obstetrical hypnosis and apgar scores and the use of anaesthesia and analgesia during labor and delivery (Puntuaciones médicas de hipnosis y apgar obstétricas y el uso de anestesia y analgesia durante el trabajo de parto y el parto) Hypnos 2002;129(3):132-9.

Braid, J. (1853). Hypnotic Therapeutics: Illustrated by Cases: with an Appendix on Table-moving and Spirit-rapping. (Hipnosis terapéutica ilustrada Murray and Gibb, printers.

Brown DC, Hammond DC. Evidence-based clinical hypnosis for obstetrics, labor and delivery, and preterm labor. (Hipnosis clínica basada en evidencia para obstetricia, trabajo de parto y parto y trabajo de parto prematuro.) Int J Clin Exp.Hypn. 2007;55(3):355-71.

Cheng, Yvonne W. MD, PhD; Shaffer, Brian L. MD; Nicholson, James M. MD, MSCE; Caughey, Aaron B. MD, PhD

Cyna AM, Andrew MI, McAuliffe GL. Antenatal self-hypnosis for labour and childbirth: a pilot study. (Autohipnosis prenatal para el trabajo de parto y el parto: un estudio piloto). Anaesth Intensive Care 2006;34(4):464-9

Cyna AM, McAuliffe GL, Andrew MI. Hypnosis for pain relief in labour and childbirth: a systematic review (La hipnosis para tartar el dolor en el parto y Nacimiento) Br.J Anaesth. 2004;93(4):505-11.

Davidson JA. An assessment of the value of hypnosis in pregnancy and labour (Una evaluación del valor de la hipnosis en el embarazo y el parto) Br.Med.J 1962;2(5310):951-3.

De Miranda, E., van der Bom, J. G., Bonsel, G. J., Bleker, O. P., & Rosendaal, F. R. (2006). Membrane sweeping and prevention of post-term pregnancy in low-risk pregnancies: a randomised controlled trial. (Maniobra de Hamilton y prevención del embarazo pasadas las 42 semanas en embarazos de bajo riesgo) BJOG : an international journal of obstetrics and gynaecology, 113(4), 402–408. https://doi.org/10.1111/j.1471-0528.2006.00870.x

Dick Read G. Childbirth without fear: the principles and practice of natural childbirth (Parto sin miedo: los principios y la práctica del parto natural). Londres: Pinter & Martin; 2004.

Downe S. The SHIP trial - a randomised controlled trial of self-hypnosis during labour (El ensayo SHIP: un ensayo aleatorio controlado de autohipnosis durante el parto) Disponible en: http://www.midirs.org/development/MIDIRSEssence.nsf/articles/F329431A7FF3E593802578A90052BFA5 (Útima consulta Febrero 2018)

E. J. H Muldera, P. G Robles de Medina, A. C Huizinkb, B. R. H Van den Berghc, J. K Buitelaarb, G. H. A Vissera. "Prenatal maternal stress: effects on pregnancy and the (unborn) child" (Estrés materno prenatal: efectos sobre el embarazo y el niño (no nacido)".) Early Human Development. Volúmen 70, Publicación 1–2, Diciembre 2002, páginas 3-14. Disponible en https://www.sciencedirect.com/.

Eng YH, Cyna AM. A comparison of midwives' knowledge of, and attitudes to, hypnosis in hospitals with and without a hypnotherapy service (Una comparación del conocimiento y las actitudes de las parteras respecto a la hipnosis en hospitales con y sin un servicio de hipnoterapia) Aust J Clin Hypnother Hypnos 2006;34(1):17-26.

Faymonville ME, Laureys S, Degueldre C, et al. Neural mechanisms of antinociceptive effects of hypnosis (Mecanismos neuronales de los efectos antinociceptivos de la hipnosis) Anesthesiology 2000;92(5):1257-67.

Freeman RM, Macaulay AJ, Eve L, et al. Randomised trial of self hypnosis for analgesia in labour (Ensayo aleatorizado de autohipnosis para la analgesia en el trabajo de parto) Br.Med.J (Clin.Res.Ed) 1986;292(6521):657-8.

Gaffney L, Smith CA. Use of complementary therapies in pregnancy: the perceptions of obstetricians and midwives in South Australia (Uso de terapias complementarias en el embarazo: las percepciones de los obstetras y parteras en el sur de Australia) MIDIRS Midwifery Digest 2004;14(2):271-5.

Gaskin, I. M. (2003). Ina May's guide to childbirth (Guía del Nacimiento). Bantam. Chicago.

Goldman L. The use of hypnosis in obstetrics (El uso de la hipnosis en obstetrician) Psychiatric Medicine 1992;10(4):59-67.

Gross HN, Posner NA. An evaluation of hypnosis for obstetric delivery (Una evaluación de la hipnosis para la entrega obstétrica) Am J Obstet Gynecol. 1963;87:912-20.

Harmon TM, Hynan MT, Tyre TE. Improved obstetric outcomes using hypnotic analgesia and skill mastery combined with childbirth education (Mejora de los resultados obstétricos utilizando la analgesia hipnótica y el dominio de las habilidades combinado con la educación del parto) J Consult Clin Psychol 1990;58(5):525-30.

Jackson P. Hypnosis for birthing -- a natural option: Part 2 (Hipnosis para el parto - una opción natural: Parte 2) Australian Journal of Clinical Hypnotherapy and Hypnosis 2003;24(2):112-22.

Jenkins MW, Pritchard MH. Hypnosis: practical applications and theoretical considerations in normal labour (Hipnosis: aplicaciones prácticas y consideraciones teóricas en el trabajo de parto normal.) Br.J Obstet.Gynaecol. 1993;100(3):221-6.

Ketterhagen D, VandeVusse L, Berner MA. Self-hypnosis: alternative anesthesia for childbirth (Autohipnosis: anestesia alternativa para el parto.) MCN Am.J Matern.Child Nurs. 2002;27(6):335-40.

Kroger WS. Clinical and experimental hypnosis (Hipnosis clínica y experimental) Filadelfia: Lippincott; 1977.

Landolt AS, Milling LS. The efficacy of hypnosis as an intervention for labor and delivery pain: a comprehensive methodological review. (La eficacia de la hipnosis como intervención para el dolor del parto: revisión metodológica en profundidad) Clin Psychol Rev 2011;31(6):1022-31.

Leap N, Dodwell M, Newburn M. Working with pain in labour: an overview of evidence (Trabajar con dolor en el parto: una visión general de la evidencia) New Digest 2010;(49):22-6.

Lee, H. J., Macbeth, A. H., Pagani, J. H., & Young 3rd, W. S. (2009). Oxytocin: the great facilitator of life. (Oxitocina: la gran facilitadora de la vida) Progress in neurobiology, 88(2), 127-151.

Leuner, B., Glasper, E. R., & Gould, E. (2010). Parenting and plasticity. Trends in neurosciences, 33(10), 465-473.

Maquet P, Faymonville ME, Degueldre C, et al. Functional neuroanatomy of hypnotic state (Neuroanatomía funcional del estado hipnótico) Biological Psychiatry 1999;45(3):327-33

Martin AA, Schauble PG, Rai SH, et al. The effects of hypnosis on the labor processes and birth outcomes of pregnant adolescents (Los efectos de la hipnosis en los procesos laborales y los resultados del nacimiento de las adolescentes embarazadas) J Fam.Pract. 2001;50(5):441-3.

Mehl-Madrona LE. Hypnosis to facilitate uncomplicated birth (La hipnosis para facilitar el parto) Am.J Clin.Hypn. 2004;46(4):299-312.

Mody NV. Report on twenty cases delivered under hypnosis (Informe sobre veinte casos entregados bajo hypnosis) J. Obstet Gynecol India 1960;10:3-8.

Morgan BM, Bulpitt CJ, Clifton P, et al. Analgesia and satisfaction in childbirth (the Queen Charlotte's 1000 Mother Survey) (Analgesia y satisfacción en el parto (Encuesta de 1000 madres) Lancet 1982;2(8302):808-10.

Mullan J. HypnoBirthing: the art to a peaceful birth. (Hypno-Birthing: el arte de un nacimiento pacífico.) Midwives: The Official Magazine of the RCM 2008;(Oct/Nov):38-9.

NCT The use of self hypnosis during pregnancy, labour and birth (El uso de la autohypnosis durante el embarazo, parto y Nacimiento). New Digest 2008;(41):5-7.

Newton, N. (1978). The role of the oxytocin reflexes in three interpersonal reproductive acts: coitus, birth and breastfeeding (El papel de los reflejos de oxitocina en tres actos reproductivos interpersonales: coito, nacimiento y lactancia) Clinical psycho-neuroendocrinology in reproduction, 22, 411-418.

Obstetrics & Gynecology: March 2014 - Volume 123 - Issue 3 - p 527–535 doi: 0.1097/AOG.0000000000000134 Contents: Labor Management: Original Research

Odent, M. (1984). Birth reborn (El Nacimiento renacido) Random House Incorporated.

Odent, M. (1984). Birth reborn: How childbirth can be, what women wait to be and how mothers and babies both benefit (Nacimiento renacido: cómo puede ser el parto, qué esperan las mujeres y cómo las madres y los bebés se benefician) New York, Pantheon Books.

Odent, M. (2009). The masculinisation of the birth environment. (La masculinización del entorno del parto) Journal of Prenatal and Perinatal Psychology and Health, 23(3), 185-191.

Olza, Ibone (2010). Aspectos psicológicos del trauma en el parto. jornada trauma y placer en el parto Dona Llum. Barcelona. accesible en: https://www.scribd.com/ (última consulta marzo 2018)

Rock NL, Shipley TE, Campbell C. Hypnosis with untrained, nonvolunteer patients in labor (Hipnosis con pacientes no entrenados y no voluntarios en trabajo de parto) Int.J Clin.Exp. Hypn. 1969;17(1):25-36. 33.

Roig-Garcia S. The hypnoreflexogenous method: a new procedure in obstetrical psychoanalgesia. (El método hipnoreflexógeno: un nuevo procedimiento en psicoanalgesia obstétrica) Am.J Clin.Hypn. 1961;4:14-21.

Ruiz Vélez-Frías, C. (2009). Parir sin miedo.

Rydahl, E., Eriksen, L., & Juhl, M. (2019). Effects of induction of labor prior to post-term in low-risk pregnancies: a systematic review. (Efectos de la inducción al parto antes de las 42 semanas en embarazos de bajo riesgo) JBI database of systematic reviews and implementation reports, 17(2), 170–208. https://doi.org/10.11124/JBISRIR-2017-003587

Semple, Amy; Newborn, Mary (2011). «Research overview: self-hypnosis for labour and birth.» (Investigación: auto hypnosis para el parto y Nacimiento) (pdf). Accesible en https://www.nct.org.uk/ (última consulta Febrero 2018)

Simkin P, Bolding A. Update on nonpharmacologic approaches to relieve labor pain and prevent suffering (Actualización sobre enfoques no farmacológicos para aliviar el dolor del parto y prevenir el sufrimiento). Journal of Midwifery & Women's Health 2004;49(6):489-504.

Smith CA, Collins CT, Cyna AM, and Crowther CA. Complementary and alternative therapies for pain management in labour (Review) (Tratamientos alternativos para tartar el dolor de parto) Cochrane Database of Systematic Reviews 2006, Issue 4. Art. No.: CD003521. DOI: 10.1002/14651858.CD003521.pub2. Disponible en: https://www.nice.org.uk/ (última consulta Febrero 2018)

Stern D. The birth of a mother (El nacimiento de una madre). Basic Books. 1998.

Tom KS. Hypnosis in obstetrics and gynecology (Hipnosis en obstetricia y ginecología). Obstetrics and Gynecology 1960;16:222-6.

Valverde, Facundo (2002). «Estructura de la corteza cerebral. Organización intrínseca y análisis comparativo del neocórtex.» (pdf). Revista de Neurología (Madrid) 34 (8): 758-780. ISSN 0210-0010.

Wainer N. HypnoBirthing (Hipnoparto) Midwifery Today Int. Midwife. 2001;(58):5.

Watson, N. V., & Breedlove, S. M. (2012). The mind's machine: Foundations of brain and behavior (La máquina de la mente: Fundamentos del cerebro y el comportamiento) Sinauer Associates.

Werner WE, Schauble PG, Knudson MS. An argument for the revival of hypnosis in obstetrics. (Un argumento para la reactivación de la hipnosis en obstetricia) (Mo Am.J Clin.Hypn. 1982;24(3):149-71.

Werner WE. Hypnosis from the viewpoint of obstetrics and clinical demonstration of the training of patients for delivery under hypnosis (La hipnosis desde el punto de vista de la obstetricia y la demostración clínica de la preparación para el parto con hipnosis.) N Y. State J Med 1959;59(8):1561-6.

Wong, S. F., Hui, S. K., Choi, H., & Ho, L. C. (2002). Does sweeping of membranes beyond 40 weeks reduce the need for formal induction of labour? (¿Reduce la maniobra de Hamilton la necesidad de inducción?). BJOG : an international journal of obstetrics and gynaecology, 109(6), 632–636. https://doi.org/10.1111/j.1471-0528.2002.01193.x

Made in the USA
Columbia, SC
04 May 2024

34814008R00111